Dr. med. Gesine Knobloch

Die laserinduzierte Thermotherapie im offenen Hochfeld-MRT:

Dr. med. Gesine Knobloch

Die laserinduzierte Thermotherapie im offenen Hochfeld-MRT:

Evaluierung eines miniaturisierten Applikatorsystems

Südwestdeutscher Verlag für Hochschulschriften

Impressum/Imprint (nur für Deutschland/only for Germany)
Bibliografische Information der Deutschen Nationalbibliothek: Die Deutsche Nationalbibliothek verzeichnet diese Publikation in der Deutschen Nationalbibliografie; detaillierte bibliografische Daten sind im Internet über http://dnb.d-nb.de abrufbar.
Alle in diesem Buch genannten Marken und Produktnamen unterliegen warenzeichen-, marken- oder patentrechtlichem Schutz bzw. sind Warenzeichen oder eingetragene Warenzeichen der jeweiligen Inhaber. Die Wiedergabe von Marken, Produktnamen, Gebrauchsnamen, Handelsnamen, Warenbezeichnungen u.s.w. in diesem Werk berechtigt auch ohne besondere Kennzeichnung nicht zu der Annahme, dass solche Namen im Sinne der Warenzeichen- und Markenschutzgesetzgebung als frei zu betrachten wären und daher von jedermann benutzt werden dürften.

Verlag: Südwestdeutscher Verlag für Hochschulschriften GmbH & Co. KG
Dudweiler Landstr. 99, 66123 Saarbrücken, Deutschland
Telefon +49 681 37 20 271-1, Telefax +49 681 37 20 271-0
Email: info@svh-verlag.de

Zugl.: Berlin, HU, Diss., 2011

Herstellung in Deutschland:
Schaltungsdienst Lange o.H.G., Berlin
Books on Demand GmbH, Norderstedt
Reha GmbH, Saarbrücken
Amazon Distribution GmbH, Leipzig
ISBN: 978-3-8381-1233-6

Imprint (only for USA, GB)
Bibliographic information published by the Deutsche Nationalbibliothek: The Deutsche Nationalbibliothek lists this publication in the Deutsche Nationalbibliografie; detailed bibliographic data are available in the Internet at http://dnb.d-nb.de.
Any brand names and product names mentioned in this book are subject to trademark, brand or patent protection and are trademarks or registered trademarks of their respective holders. The use of brand names, product names, common names, trade names, product descriptions etc. even without a particular marking in this works is in no way to be construed to mean that such names may be regarded as unrestricted in respect of trademark and brand protection legislation and could thus be used by anyone.

Publisher: Südwestdeutscher Verlag für Hochschulschriften GmbH & Co. KG
Dudweiler Landstr. 99, 66123 Saarbrücken, Germany
Phone +49 681 37 20 271-1, Fax +49 681 37 20 271-0
Email: info@svh-verlag.de

Printed in the U.S.A.
Printed in the U.K. by (see last page)
ISBN: 978-3-8381-1233-6

Copyright © 2011 by the author and Südwestdeutscher Verlag für Hochschulschriften GmbH & Co. KG and licensors
All rights reserved. Saarbrücken 2011

Inhaltsverzeichnis

Inhaltsverzeichnis .... i-iii
1 Einleitung 1
   1.1 Problemstellung 1
   1.2 Zielsetzungen der ex-vivo Versuchsreihen 2
   1.3 Zielsetzungen der in-vivo Versuchsreihen 2
2 Grundlagen 3
   2.1 Lokoregionäre Therapieverfahren – aktueller Stand 5
   2.2 Thermische Ablationsverfahren 5
      2.2.1 Laserinduzierte Thermotherapie (LITT) 6
      2.2.2 Radiofrequenzablation (RFA) 11
      2.2.3 Mikrowellenablation (MWA) 11
      2.2.4 Hoch-intensiver fokussierter Ultraschall (HIFU) 12
      2.2.5 Kryoablation 13
   2.3 Irreversible Elektroporation (IRE) 13
   2.4 MR-Thermometrie 14
      2.4.1 T1-Methode 15
      2.4.2 PRF-Methode 15
3 Material und Methoden 17
   3.1 Materialien 17
      3.1.1 Nd:YAG Laser 18
      3.1.2 Lichtwellenleiter 18
      3.1.3 Optische Einkopplung 19
      3.1.4 LITT Applikator-Set 20
      3.1.5 Leistungsmessgerät 22
      3.1.6 Kühlkreislaufsystem 22
      3.1.7 Laserschutzmaßnahmen 23
      3.1.8 Thermosensor 24
      3.1.9 Temperaturmapping Tool „RealTI" 24
      3.1.10 Offener 1,0 Tesla Hochfeld-MR-Tomograph 24
      3.1.11 Organpräparate 25

Inhaltsverzeichnis

- 3.1.12 Versuchstiere 26
- 3.2 Methoden 26
  - 3.2.1 Ex-vivo Versuchsdurchführung 26
  - 3.2.2 Temperaturmapping im oMRT 28
  - 3.2.3 Ermittlung des Grenzwertes zur thermischen Belastbarkeit 28
  - 3.2.4 Statistische Analyse 29
  - 3.2.5 In-vivo Versuchsdurchführung 29
  - 3.2.6 Makroskopische Beurteilung der Präparate 34
  - 3.2.7 Histologische Aufarbeitung 35
- 4 Ergebnisse 38
  - 4.1 Auswertung der ex-vivo Versuche 38
    - 4.1.1 Makroskopische Auswertung der ex-vivo Gewebenekrosen 38
    - 4.1.2 Ergebnisse der Katheterstabilität 39
    - 4.1.3 Statistische Auswertung der Nekrosevolumina 39
    - 4.1.4 Drücke und Spülflüsse 44
    - 4.1.5 Ergebnisse des ex-vivo Temperaturmappings im oMRT 45
  - 4.2 Auswertung der in-vivo Versuche 47
    - 4.2.1 Ergebnisse der MR-Fluoroskopie 47
    - 4.2.2 Ergebnisse der MR-Thermometrie 49
    - 4.2.3 Auswertung der Katheterstabilität und der Systemdrücke 52
    - 4.2.4 Auswertung der makroskopischen in-vivo Präparate 53
    - 4.2.5 Auswertung der mikroskopischen in-vivo Präparate 55
- 5 Diskussion 58
  - 5.1 Potentielle Fehlerquellen bei der Durchführung 58
  - 5.2 Leistungsbereiche alter und neuer Applikatormodelle 59
  - 5.3 Ursachen der verminderte energetische Katheter-Belastbarkeit 62
  - 5.4 Diskussion histologischer Ergebnisse 64
  - 5.5 Möglichkeiten der Prozesskontrolle 64
  - 5.6 Durchführung der LITT im oMRT 66
    - 5.6.1 MR-Fluoroskopie gestützte Applikatorpositionierung 67
    - 5.6.2 MR-Thermometrie 67
  - 5.7 Vergleich thermischer Ablationsverfahren 69

Inhaltsverzeichnis

    5.7.1 Allgemein 69

    5.7.2 Laserinduzierte Thermotherapie (LITT) 69

    5.7.3 Radiofrequenzablation (RFA) 71

    5.7.4 Mikrowellenablation (MWA) 73

    5.7.5 Hoch-intensiver fokussierter Ultraschall (HIFU/ FUS) 74

    5.7.6 Kryoablation 75

    5.7.7 Irreversible Elektroporation (IRE) 76

6 Zusammenfassung 77

7 Ausblick 80

8 Literaturverzeichnis 81

9 Anhang 97

    9.1 Abbildungs- und Tabellenverzeichnis 97

    9.2 Abkürzungsverzeichnis 101

    9.3 Glossar 103

Danksagung 109

1 Einleitung

1.1 Problemstellung

Die laserinduzierte Thermotherapie (LITT) ist ein alternatives Ablationsverfahren bei dem durch einen meist perkutan eingebrachten Laserapplikator in einen soliden Tumor der Leber, aber auch anderer Körperregionen, wie der Niere oder Lunge, eine thermische Zerstörung des Zielgewebes hervorgerufen wird. In der klinischen Anwendung der LITT erfolgt die Tumorpunktion und Applikatorpositionierung zumeist CT-kontrolliert (1-9). Da die eigentliche Intervention jedoch mit Hilfe thermosensitiver MR-Sequenzen überwacht wird, muss der Patient nach der Applikatorpositionierung von der CT-Einheit in den MR-Tomographen transportiert werden. Die Verwendung zweier Bildgebungsmodalitäten sowie die zeitintensive und, aufgrund möglicher Applikatordislokationen oder Infektionen, risikoreiche Umlagerung des Patienten in das MRT erschweren die Durchführung der LITT im klinischen Alltag. Offene Hochfeld-MRT-Systeme (oMRT), mit einem vertikalen Magnetfeld von 1,0 Tesla, gewährleisten eine hohe Bildqualität und ermöglichen durch direkte Zugriffsmöglichkeiten zum Patienten, die Durchführung minimal-invasiver Interventionen (10). Durch die weitere Miniaturisierung des LITT-Applikatorsystems kann eine Senkung der Komplikationsraten angestrebt werden. Aufgrund der vollständigen MR-Kompatibilität der LITT, bietet sich mit der kompletten Anwendung der Intervention im offenen Hochfeld-MRT - von der Therapieplanung, über die Positionierung eines Miniaturapplikators, der Ablationskontrolle mittels MR-Thermometrie, bis hin zur Nachsorgeuntersuchung - die Möglichkeit einer Prozessoptimierung des Verfahrens.

Einleitung

1.2 Zielsetzungen der ex-vivo Versuchsreihen

Im Rahmen des durch die Technologiestiftung Berlin geförderten Projektes „Instrumentenentwicklung für die offene Hochfeld-MRT"* wurde ein neues miniaturisiertes 6 French (6F; 1 F = 0,33 mm) Kathetersystem mit geschlossenem Kühlkreislauf entwickelt. Ziel der im Folgenden dargestellten Versuchsreihen war es, dieses neue Applikationssystem in Bezug auf seine Vergleichbarkeit mit seinem Vorgängermodell, dem 9 French (9F) Kathetersystem (Power Applikator®, Somatex Medical Technologies GmbH, Deutschland) in Lebergewebe zu erproben. Für die ex-vivo Versuche wurden folgende Arbeitsziele definiert:

1. Testung der Stabilität des mini-6F Kathetersystems durch Anpassung der Parameter:
   - Leistung
   - Ablationsdauer
   - Kühlmittelfluss
2. Evaluation und Vergleich der induzierbaren Nekrosegrößen anhand des etablierten 9 French Systems.

1.3 Zielsetzungen der in-vivo Versuchsreihen

Für die komplette Durchführung der LITT im offenen Hochfeld-MRT besteht bislang nur wenig Erfahrung. Für eine exemplarisch durchgeführte in-vivo Machbarkeitsstudie an zwei weiblichen Jungschweinen, zur Erprobung der generellen Durchführbarkeit des Verfahrens im offenen Hochfeld-MRT in einer Sitzung (Genehmigungsnummer LAGeSo: G0295/08 vom 01.10.2008), wurden folgende Ziele definiert:

1. Durchführung einer MR-Fluoroskopie-gestützten Applikatorpositionierung (Schnelle MR-Bildgebung)
2. Online Monitoring der thermischen Laser-Effekte sowie deren farbkodierte Visualisierung mittels kontinuierlicher MR-Thermometrie

---

(Projektnummer: 10138256, Kofinanzierung aus Mitteln des europäischen Fonds für regionale Entwicklung, EFRE)

2 Grundlagen

Das Auftreten primärer oder sekundärer maligner Lebertumoren stellt einen entscheidenden prognostischen Faktor für die Lebenserwartung und Heilungschancen von Patienten dar. Eine der häufigsten Ursachen für die Entstehung sekundärer Lebermalignome ist das Auftreten eines kolorektalen Karzinoms (CRC). Das Robert Koch Institut schätzt die Zahl der jährlichen Neuerkrankungen in Deutschland für Männer auf über 37000, für Frauen auf etwa 36000 (11, 12). Damit ist der Darmkrebs in Deutschland bei beiden Geschlechtern, nach dem Lungenkrebs bei Männern beziehungsweise dem Brustkrebs bei Frauen sowohl die zweithäufigste Krebserkrankung als auch die zweithäufigste Krebstodesursache (11). Während Männer im Mittel mit 69 Jahren erkranken, liegt das durchschnittliche Erkrankungsalter für Frauen bei 75 Jahren. Bei etwa 25% der Patienten mit einem kolorektalen Karzinom lassen sich zum Zeitpunkt der Diagnosestellung des Primärtumors bereits Lebermetastasen nachweisen (13). 50% der Patienten entwickeln im weiteren Verlauf metachrone Lebermetastasen (13-21). Die kumulierten 5-Jahres-Überlebensraten bei Darmkrebs liegen für beide Geschlechter bei 60% (11). Die chirurgische Resektion bei Patienten mit isolierten, resektablen Lebermetastasen gilt als einziges potentiell kuratives Therapieverfahren mit erwiesenem Langzeitüberleben (25). Jedoch bedeutet dieser Eingriff für den Patienten ein hohes Maß an Risiko und ist mit häufig auftretenden postoperativen Komplikationen verbunden (26, 27). Die Operationsletalität wird je nach Ausmaß und Dauer des Eingriffs zwischen 4 bis 25% angegeben (13, 28-30). Zudem werden relativ hohe Rezidivraten zwischen 65 bis 80% beobachtet (13, 30, 31). Das hepatozelluläre Karzinom (HCC) ist ein besonders in Asien und Gebieten südlich der Sahara häufig vorkommender maligner Tumor der Leber. Er ist mit einer schlechten Prognose verbunden und verursacht weltweit jährlich 250000 Todesfälle (22, 23). Ohne eine Behandlung liegt die 5-Jahres-Überlebensrate unter 5% (23, 24). Nach dem Clinical Risk Score von Fong et al. (32) richtet sich die Prognose nach einer chirurgischen Resektion nach verschiedenen Risikofaktoren, die, wenn vorhanden, jeweils mit einem Punkt bewertet werden. Hierzu zählen das Vorhandensein von Lymphknotenmetastasen des Primärtumors, ein krankheitsfreies Intervall zwischen Primärtumor und Entdeckung der Lebermetastase unter 12 Monaten, das Vorhandensein von mehr als einem Lebertumor, ein Durchmesser der größten Metastase von über 5 cm, sowie ein präoperativer CEA-Spiegel von über 200 ng/ml. Nach Fong et al. zeigte sich nach chirurgischer Resektion eine 5-Jahres-Überlebensrate von 60% bei Patienten mit 0 Punkten, während Patienten mit 5 Punkten nur noch eine solche von 14% aufwiesen (32). Das Erreichen einer R0-Situation ist jedoch der wichtigste Faktor für die

Prognose des Patienten nach einer chirurgischen Resektion (25). Die Indikationsstellung für eine chirurgische Behandlung des Patienten richtet sich dabei nach bestimmten Kriterien, wie der generellen Operabilität des Patienten und seinen Begleiterkrankungen (insbesondere kardiovaskuläre oder pulmonale Vorerkrankungen, Diabetes mellitus oder Cholangitis (13)), der Möglichkeit zur Erreichung einer R0-Situation (ggf. in Kombination mit zusätzlichen ablativen Verfahren oder einer neoadjuvanten Chemotherapie), dem Vorhandensein einer ausreichenden funktionellen Leberreserve (ggf. auch portalvenöse Embolisation vor der Resektion zur Vergrößerung der funktionellen Leberreserve oder zweizeitiges Vorgehen) sowie der Erhaltung zweier benachbarter Lebersegmente mit vollständiger vaskulärer und biliärer Versorgung (25). Auch tumorbiologische Aspekte und die Erfahrung des chirurgischen Zentrums spielen eine wesentliche Rolle (25) für den Erfolg der Therapie.

Lokal destruierende Verfahren bieten bei der Behandlung von Patienten mit Lebertumoren, neben der chirurgischen Resektion und der Chemotherapie, eine zusätzliche Therapieoption in einem selektierten Patientenkollektiv (2, 25, 33-41).

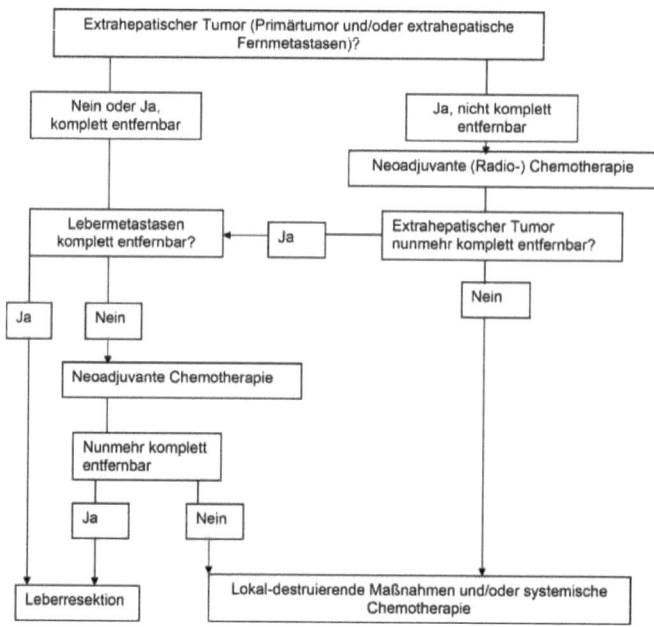

Abbildung 1: Allgemeiner Algorithmus zur Therapie von Lebermetastasen (25)

Grundlagen

2.1 Lokoregionäre Therapieverfahren – aktueller Stand

Aufgrund der genannten Indikationseinschränkungen sind nur maximal 30% aller Lebertumoren primär chirurgisch resezierbar (13, 25, 31, 37, 38, 42-46). Auf der Suche nach einer Alternative zur chirurgischen Resektion kam es über die Jahre hinweg zur Entwicklung einer ganzen Reihe unterschiedlicher lokaler Tumorablationstechniken, von denen sich jede durch ihre Vor- und Nachteile auszeichnet. Sie alle verfolgen das Ziel einer möglichst kontrollierten und fokussierten Zerstörung solider Tumoren bei gleichzeitiger Schonung des gesunden Gewebes. Durch den minimal-invasiven Charakter der Verfahren können auch primär inoperable Patienten einer Therapie zugänglich gemacht werden. Zu den lokalen und regionalen Behandlungsverfahren werden neben der Chemotherapie (regionale Chemotherapie, transarterielle Chemoembolisation (TACE)), der Strahlentherapie (Ganzleberbestrahlung, eskalierte fokale Leberbestrahlung, stereotaktische Radiotherapie), der Arteria hepatica Infusion (HAI), der selektiven internen Radiotherapie (SIRT) und der CT-geführten Brachytherapie auch alle chemischen (Ethanol-Injektion (PEI), Essigsäure) (38, 41, 47-53) und thermischen Ablationsverfahren gezählt (2, 13, 25). Die Irreversible Elektroporation (IRE) ist ein weiteres, sich noch in der Entwicklung befindliches Verfahren, welches im Anschluss an die thermischen Ablationsverfahren kurz vorgestellt werden soll. Für den Einsatz dieser Techniken sprechen die komplikationsarme Anwendung mit niedrigen Morbiditäts- und Mortalitätsraten, der mögliche kombinierte und wiederholte Einsatz unterschiedlicher Verfahren sowie die gegebenenfalls ambulante Durchführung, welche zum Erhalt der Lebensqualität des Patienten beiträgt (13, 25, 54, 55). Trotz des bislang nur palliativen Therapieansatzes konnten mit einigen dieser Methoden, in Studien für nicht resektable Lebermetastasen, vielversprechende und vergleichbare 5-Jahres-Überlebensraten beobachtet werden, die mit der chirurgischen Leberresektion konkurrieren können (13, 25). Jedoch fehlen bislang häufig Angaben über die Langzeit-Überlebensraten nach Ablation resektabler kolorektaler Lebermetastasen. Eine detaillierte Beschreibung aller lokalen Therapieoptionen ist nicht Gegenstand dieser Arbeit. In den folgenden Abschnitten wird eine Übersicht über die derzeit gebräuchlichen thermischen Ablationsverfahren gegeben.

2.2 Thermische Ablationsverfahren

Zu den Thermoablationsverfahren werden die Radiofrequenzablation (RFA), die laserinduzierte interstitielle Thermotherapie (LITT), die Mikrowellen- und Kryoablation sowie der fokussierte

Ultraschall (FUS) gezählt. Die verschiedenen thermoablativen Techniken unterscheiden sich lediglich in ihren physikalischen Methoden zur Erzeugung unphysiologisch hoher oder niedriger Temperaturen, welche eine Zerstörung von biologischen Geweben hervorrufen. Neben den Vorteilen der thermischer Ablationsverfahren, wie der einfachen, wiederholten und kombinierten Anwendbarkeit sowie der ambulanten Behandlungsoption, liegen die Hauptnachteile in den Effekten der Blutzirkulation begründet, welche einen Abtransport der eingebrachten Wärme hervorruft („heat-sink" Effekt) und zu einer eingeschränkten Vorhersagbarkeit der Nekrosegrößen sowie einer möglichen inkompletten Tumordestruktion führt (56-58).

2.2.1 Laserinduzierte Thermotherapie (LITT)

Das Prinzip der interstitiellen Koagulation von Geweben durch Laserenergie wurde zuerst von Bown im Jahr 1983 beschrieben (59). Ziel der laserinduzierten Thermotherapie ist eine lokale thermische Zerstörung malignen Gewebes bei gleichzeitiger maximaler Schonung des umliegenden gesunden Gewebes. Der LASER (Light Amplification by Stimulated Emission of Radiation) beruht auf der Methode einer Verstärkung des Lichtes durch eine stimulierte Emission von Strahlung. Eine stimulierte Emission wird durch eine Besetzungsinversion zwischen zwei Energieniveaus erzeugt. Hierbei befinden sich mehr Elektronen auf dem höheren als auf dem niedrigen Energieniveau. Treffen nun Photonen, die genau der Energiedifferenz der beiden Energieniveaus entsprechen, auf Atome des Wirtskristalls des Festkörperlasers, so werden einerseits Elektronen unter Absorption des Photons von dem tieferen auf das höhere Energieniveau angeregt. Andererseits werden Elektronen des höheren Energieniveaus zur stimulierten Emission gebracht, bei der das auslösende Photon erhalten bleibt und durch ein neu emittiertes und wellengleiches Photon „verstärkt" wird (60-62). Die Photonen werden zwischen zwei Spiegeln reflektiert und erzeugen einen parallel ausgerichteten Laserstrahl. Durch die besonderen Eigenschaften des Laserlichtes (Monochromasie, Kohärenz, Kollimation) entsteht ein scharf gebündelter Lichtstahl hoher Intensität und Leistungsdichte (13). Basierend auf dem Prinzip der totalen internen Reflexion ist es möglich, das Laserlicht im Wellenlängenbereich zwischen 300 nm und 2,2 µm in dünnen Quarzglasleitern (Kerndurchmesser 0,2 bis 0,6 mm) zu transportieren, wodurch die Konstruktion minimal-invasiver Applikatoren ermöglicht wird (63). Um eine möglichst große und homogene Koagulationsläsion im Gewebe erzeugen zu können, verfügt der Lichtwellenleiter bei der LITT über einen Streuköper am distalen Faserende. Solche „Diffuser-Tip" Applikatoren zeichnen sich durch eine diffuse Abstrahlcharakteristik des durch die

Faser transportierten Lichtes aus, dessen Form in guter Näherung durch eine Rotationsellipse beschrieben werden kann. Gerät der Applikator bei einer ungeschützten Anwendung in direkten Kontakt mit dem Zielgewebe, so können nur geringe Leistungen in das Gewebe appliziert werden. Leistungen von über 6 Watt (13) führen dann bereits zum Auftreten derart hoher Leistungsdichten an der Grenzfläche zwischen Applikator und Zielgewebe, dass die Temperatur auf über 100°C steigt und eine Karbonisation und schwarz Färbung des Gewebes hervorruft. Die Schwarzfärbung wiederum führt zu einer erhöhten Absorption der vom Laser emittierten Photonen und verhindert damit ein weiteres Eindringen der Laserstrahlung in das Gewebe. Die verstärkte Photonenabsorption führt zu einer weiteren Zunahme der Wärme und einem Anstieg der Temperaturen auf bis zu 300°C mit konsekutiver Überhitzung und Zerstörung des Lichtwellenleiters. Aus diesem Grund dienen speziell lichtdurchlässige und bis 300°C thermostabile Hüllkatheter mit einem internen Kühlsystem dem Schutz des Laserapplikators, indem sie den direkten Kontakt der Laserfaser mit dem Zielgewebe verhindern. Die interne Kühlung mit physiologischer Kochsalzlösung schützt dabei das Kathetersystem mit der Laserfaser vor der Überhitzung. Nachteilig wirkt sich bei dieser Anwendung jedoch die stärkere Traumatisierung durch das bis zu 3 mm (9 French) durchmessende Kathetersystem und seine Schleuse aus. Deswegen wurden Anstrengungen unternommen, um den Durchmesser des Kathetersystems zu verringern.

Biologische Effekte des Lasers

Die Absorption der elektromagnetischen Energie des Laserlichtes durch Gewebechromophoren biologischer Gewebe (Hämpigment des Hämoglobins, Myoglobins und Bilirubins, Zytochrompigmente der Atmungskette in den Mitochondrien, das Melanin sowie Xantophyll, Rhodopsin und Lipofuszin) führt zu einer Umwandlung in Wärmeenergie (13). Neben der Absorption treten noch weitere Wirkmechanismen zwischen der emittierten Laserstrahlung und dem biologischen Zielgewebe auf. Der Grad und das Ausmaß der thermischen Laser-Gewebe-Wirkung werden von der anatomischen Beschaffenheit eines Gewebes (Gewebestruktur, Wassergehalt und Grad der Durchblutung) sowie den physikalischen Eigenschaften des emittierten Lichtes (Laserstrahl-Geometrie, Leistungsdichte, Energiegehalt und Wellenlänge) beeinflusst. Die Kombination der Laser- und Gewebeeigenschaften führt zu einem spezifischen Absorptions-, Streuungs- und Reflexionsverhalten und beeinflusst die thermische Konduktivität, die Wärmekapazität und Wärmedichte des Gewebes (63). Die Streuung des Lichtes erfolgt an

Inhomogenitäten des Brechungsindex, wie zum Beispiel an Zellmembranen, Zellkernen oder Mitochondrien (13, 64-66).

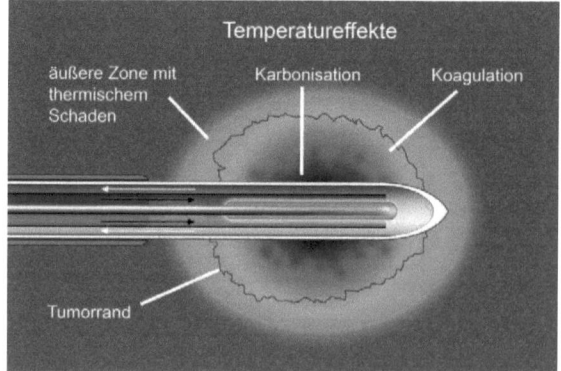

Abbildung 2: Thermische Effekte des Lasers in biologischen Geweben
(Knobloch G. 2009, selbst erstellte Abbildung)

Thermische Gewebeeigenschaften

Biologische Gewebe unterliegen mit steigenden Temperaturen bestimmten Veränderungen. Eine Erhöhung der Temperatur im Gewebe auf 42°C (z.B. Hyperthermie) bewirkt dabei noch keine essentiellen organischen Veränderungen oder Gewebeschäden, führt jedoch zu einer erhöhten Empfindlichkeit des erwärmten Gewebes auf Chemotherapeutika oder ionisierende Strahlung. Das Tumorgewebe zeichnet sich dabei als besonders empfindlich gegenüber hohen Temperaturen aus. Der Grad der irreversiblen Zellschädigung bei Temperaturen zwischen 45° bis 60°C ist zeitabhängig. Überschreitet die Temperatur im Gewebe 60°C, so führt dies innerhalb von wenigen Sekunden zu einer Denaturierung der Zelleiweiße (Koagulation) mit Membrandefekten, nachfolgender Ödembildung und dem Tod der Zelle (13, 39, 67). Zwischen 90°C und 100°C beginnt das zelluläre Protoplasma zu karbonisieren und zu vaporisieren. Dieser Vorgang wird begleitet von einer raschen Austrocknung und Schrumpfung des Gewebes sowie einem Anstieg der Temperatur auf mehrere hundert Grad Celsius (63, 68). Die thermischen Eigenschaften eines Gewebes bestimmen den Grad der Wärmeausbreitung über die Mechanismen der Wärmeleitung im Gewebe, dem Wärmeabfluss durch das vaskuläre System und die spezifische Wärmekapazität des Gewebes. Die Wärmeleitung im Gewebe erfolgt durch Konduktion, sobald es zum Auftreten eines Temperaturgradienten im Gewebe kommt. Die spezifische Wärmekapazität ist vom Wasser- und Fettgehalt des Zielgewebes abhängig. Darüber wird auch die Fähigkeit zur Aufnahme und

Speicherung von Wärme bestimmt. Der Wärmeabfluss (Konvektion) durch das vaskuläre System kann auch mit dem Begriff „heat-sink" Effekt beschrieben werden (57, 69). Bei der Anwendung der LITT ist die Lage des Applikators zu großen blutführenden Gefäßen, wie der Portalvene in der Leber, ein kritischer und limitierender Faktur für die erfolgreiche und vollständige Destruktion des Zielgewebes, da die Wärmekonvektion über die Gefäße zu einer unzureichenden Gewebeerwärmung und Koagulation führen kann.

Optische Gewebeeigenschaften

Die Wechselwirkungen zwischen Laserstrahlung und dem Zielgewebe werden neben der Wahl des Lasers auch über die optischen Gewebeeigenschaften bestimmt (60, 61, 63, 70). Die Kenntnis über die optischen Gewebeeigenschaften verschiedener Gewebe lässt Rückschlüsse auf das Anforderungsprofil eines Lasers für bestimmte Therapien zu. Für die LITT ist, zur Erzeugung großer Koagulationsnekrosen, eine hohe Eindringtiefe der Laserstrahlen in das Gewebe nötig. Dementsprechend muss bei der Wahl eines geeigneten Lasers die Absorption der Photonen im Gewebe ein Minimum annehmen. Da der histomorphologische Aufbau der Schweineleber dem der menschlichen Leber ähnelt und zudem die optischen Gewebeparameter der Schweineleber, aufgrund des Hämoglobingehaltes und anderer optisch aktiver Proteine denen der humanen Leber näherungsweise entsprechen (13, 60, 71, 72), wurde die Spezies Schwein für die Durchführung dieses Projektes verwendet. In Abb. 3 ist zu erkennen, dass die Absorption der emittierten Laserstrahlung in dem Wellenlängenbereich von 1050 nm bis 1100 nm ein Minimum aufweist. Dadurch wird eine hohe Eindringtiefe der Laserstrahlung in das Gewebe ermöglicht. Der 1961 von Johnson entwickelte (13, 73) Neodym-dotierte Yttrium Aluminium Granat Laser (Nd:YAG) emittiert Licht einer Wellenlänge von 1064 nm. Durch seine Emission im nahen Infrarot Bereich zeichnet er sich durch eine besonders hohe Eindringtiefe in das Gewebe aus.

Grundlagen

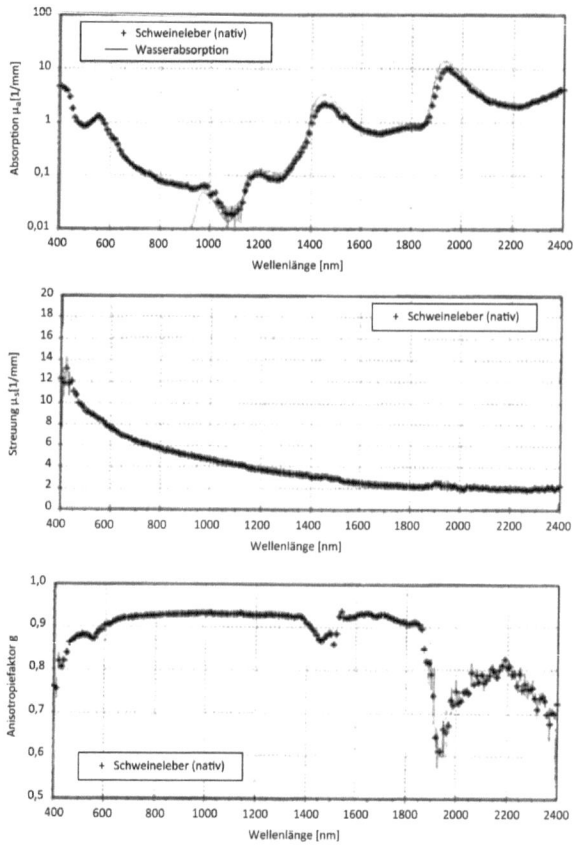

Abbildung 3: Optische Gewebeeigenschaften nativer Schweineleber (74). Oben: Werte des Absorptionskoeffizienten μ_a über eine Wellenlänge von 400 bis 2400 nm. Mitte: Werte des Streuungskoeffizienten μ_s über die Wellenlänge von 400 bis 2400 nm. Unten: Werte des Anisotropiefaktors g über die Wellenlänge von 400 bis 2400 nm

Klinische Anwendungsgebiete

Die laserinduzierte Thermotherapie findet in der Tumortherapie hauptsächlich Anwendung bei der Ablation von soliden Primärtumoren des hepatozellulären Karzinoms und kolorektalen Metastasen der Leber (1, 7, 9, 10, 22, 75-82). Daneben finden sich Untersuchungen an größeren Kollektiven zur Therapie der benignen Prostatahyperplasie (82-85), malignen ZNS-Tumoren (86, 87), benignen und malignen Mammatumoren (88, 89), Lungentumoren (90-94), Nieren- und Nebennierentumoren (95-98), gynäkologischen Tumoren (82, 99-103) sowie Tumoren der Hals- und Kopfregion (7, 104-108). Zudem zählen die EVLT (endovenöse Lasertherapie) oder intraluminale Lasertherapie bei vaskulären Fehlbildungen und Varizen zu den häufigeren Anwendungen der LITT.

2.2.2 Radiofrequenzablation (RFA)

Die Radiofrequenzablation (RFA) ist die wohl am häufigsten angewandte Technik unter den Thermoablationsverfahren. Die Methode basiert auf der Erzeugung ionischer Reibungsenergie durch einen Hochfrequenz-Wechselstrom von typischerweise 450 bis 500 kHz. Nach der CT- oder Ultraschall gesteuerten Positionierung einer nadelähnlichen aktiven und einer Referenzelektrode (bzw. zwei aktiven Elektroden in bipolaren Systemen), an denen eine Wechselspannung anliegt, kommt es zum Aufbau eines elektrischen Feldes dessen Schwingung durch Anregung von Ionen und den Widerstand des Gewebes eine Reibungsenergie hervorruft, die sich im Gewebe zwischen den Antennen über Mechanismen der Wärmekonvektion und Konduktion ausbreitet und eine Denaturierung der Zelleiweiße hervorruft (109-113). Die Erwärmung führt zur Austrocknung des Gewebes, woraus eine graduelle Erhöhung des Widerstandes und Abnahme der elektrischen Leitfähigkeit im Verlauf einer Messung resultieren. Durch die Injektion von Lösungen oder eisenoxidhaltigem Kontrastmittel in das Zielgewebe wurde in einigen Arbeiten versucht die Wärmekonduktion im Gewebe zu verbessern, um dadurch den Stromfluss im Gewebe zu erhöhen (68, 109, 114-116). Jedoch sind diese Techniken aufgrund möglicher Risiken (unvorhersehbarer Ablationsgrößen, Tumorzellverschleppung, höhere notwendige RF-Energien) derzeit nicht im klinischen Alltag etabliert (109). Zu den gängigen RF-Elektrodenmodellen gehören einfache Nadelelektroden (mit oder ohne interner Kühlung), Cluster-Elektroden sowie Schirmchenelektroden (69, 109, 113, 117, 118). Wie bei allen Thermoablationsverfahren, können durch die Verwendung multipler Applikatoren sich überlappende Koagulationen erzeugt und somit das Ablationsgebiet erweitert werden. Eine weitere Technik zur Vergrößerung des Ablationsvolumens stellt die „pull-back" Technik dar, bei der durch das Zurückziehen der RF-Elektrode während der Ablation der axiale Nekrosedurchmesser vergrößert und das Risiko einer Tumorzellverschleppung beim Entfernen der Elektrode reduziert werden kann (109).

2.2.3 Mikrowellenablation (MWA)

Die perkutane Mikrowellenablation ist ein neues Verfahren für die Behandlung solider Tumoren, welches in den späten 90er Jahren besonders in Japan populär wurde (38, 119-121). Durch eine in das Zielgewebe inserierte bipolare Elektrode, welche elektromagnetischen Wellen im Gigaherz-Bereich (GHz) emittiert, werden bei dieser Methode Wassermoleküle zum Schwingen angeregt, was zu einer Erwärmung des Gewebes, bis hin zur Zerstörung der Zellen durch die Denaturierung der Eiweiße führt (122). Im Gegensatz zur RFA kommt es dabei nicht zur Erzeugung eines elektrischen Stroms durch das Gewebe. Durch die weitgehende Vermeidung einer Gewebekarbonisation, Vaporisation und Gasentwicklung wird die Energieabgabe der Mikrowellen in das Gewebe nicht behindert. Durch das bisher nicht vollständig geklärte Phänomen des reduzierten „heat-sink" Effektes (122-124) können mit der MWA in-vivo höhere Gewebetemperaturen von bis zu 150°C erreicht werden, wodurch der Ablationsvorgang effektiver wird und die Behandlungsdauern theoretisch reduziert werden können (122).

2.2.4 Hoch-intensiver fokussierter Ultraschall (HIFU)

Der hoch-intensive fokussierte Ultraschall (Syn.: high-intensive focused ultrasound (HIFU), focused ultrasound surgery (FUS), ultrasound ablation, pyrotherapy) (125) ist unter den Thermoablationsverfahren die einzige nicht invasive Therapieoption. Erste Beschreibungen über die biologischen Effekte und potentiellen Anwendungsgebiete der HIFU finden sich seit dem Beginn/Mitte des 20. Jahrhunderts (125-131). Die heutigen Anwendungsgebiete des HIFU liegen hauptsächlich im Bereich der transrektalen Therapie der benignen Prostatahyperplasie (BPH) (132-140) und des Prostatakarzinoms (CaP) (141-146). Sie findet jedoch auch Anwendung bei der Ablation von Tumoren der Leber (147-161), der Blase (162-166), der Niere (167-170), des Pankreas (171, 172), der Mammae (173-175) sowie bei neurochirurgischen (176-178) und gynäkologischen Eingriffen (166, 179-182). Der technologische Unterschied des HIFU im Vergleich zum konventionellen Ultraschall (US) liegt in der Fokussierung der emittierten US-Wellen auf einen Punkt. Auf diese Weise erhält der US-Strahl am Ort seines maximalen Fokus eine genügend hohe Energie, um in kürzester Zeit eine lokal begrenzte Temperaturerhöhung des Zielgewebes auf über 80°C zu erzeugen (183). Durch den hohen Temperaturgradienten im Bereich des Fokus wird das umliegende Gewebe geschont und es kommt zur Ausbildung einer schmalen, scharf begrenzten, ellipsenförmigen Koagulationszone. Bei der Wirkung des therapeutischen US wird die Umwandlung mechanischer Energie in Wärme von der Kavitation unterschieden. Die Kavitation (Hohlsog- bzw. Hohlraumbildung) entsteht durch die Vibration des Gewebes und die wechselnde Kompression und Verdünnung des Molekülgitters. Es kommt zu einer Bildung von oszillierenden Gasblasen, die rasch kollabieren und einen mechanischen Stress sowie hohe Temperaturen zwischen 2000 bis 5000 K in ihrer Mikroumgebung erzeugen (125, 184-186). Während der diagnostische US eine hohe Frequenzbandbreite zwischen 1 bis 20 MHz aufweist, arbeiten HIFU-

Geräte für die perkutane Anwendung des therapeutischen US typischerweise bei Frequenzen zwischen 0,8 bis 1,7 MHz. Die Fokuslängen liegen je nach Hersteller im Bereich zwischen 10 bis 16 cm (149, 183, 187-189).

2.2.5 Kryoablation

Die Kryotherapie (Syn.: Cryosugery) ist ein hypothermes Ablationsverfahren, bei dem durch eine Schockgefrierung eine Tumordestruktion erzielt wird. Die Kryosonden werden in der Leberchirurgie meist im Rahmen einer Laparatomie zur Behandlung von HCC sowie kolorektalen und neuroendokrinen Lebermetastasen eingesetzt. Eine perkutane Durchführung kann per Seldinger-Technik und unter CT- oder Ultraschall Kontrolle durchgeführt werden (190). Auch ein Einsatz im interventionellen MRT ist realisierbar (191). Die vakuumisolierte Kryosonde wird in 1 bis 3 Zyklen von jeweils 15 Minuten Dauer mit flüssigem Stickstoff (-196°C) durchströmt, wobei die resultierenden Gewebetemperaturen unterhalb von -20°C zum Absterben der Zellen durch Membranschäden, Proteindenaturierung und Zelldehydration führen (192-194).

2.3 Irreversible Elektroporation (IRE)

Die irreversible Elektroporation (IRE) ist eine neue nicht-thermische Ablationsmodalität, welche durch die wiederholte Exposition elektrischer Pulse im Mikro- bis Millisekundenbereich zu einer Destabilisierung der elektrischen Potentiale über biologischen Membranen führt (56, 195-201). Auf diese Weise wird eine Permeabilitätssteigerung mit winzigen Defekten in der Lipiddoppelschicht der Membranen erzeugt. Diese führen, je nach Amplitudenhöhe und Dauer der Pulse, zu einer reversiblen oder irreversiblen Schädigung der exponierten Zellen, mit Verlust der Homöostase bis hin zum Tod der Zellen (56, 197, 202, 203). Das Prinzip der reversiblen Permeabilitätssteigerung in Kombination mit Chemotherapeutika ist heute bekannt als Elektrochemotherapie (ECT) (204). Das Verfahren erleichtert die Zuführung von Medikamenten in die Zellen (205) und führte bei der Therapie von Tumoren zu einer deutlichen Steigerung der Effektivität im Gegensatz zur alleinigen Chemotherapie (56, 206, 207). Um ein elektrisches Feld zu erzeugen, müssen auch bei der Elektroporation mindestens 2 (maximal 4), bis zu 1,5 mm durchmessende Elektroden in das Zielgewebe eingebracht werden.

2.4 MR-Thermometrie

Die MR-Thermometrie ist das bisher einzige nicht invasive Verfahren zur Messung von Temperaturänderungen in biologischen Geweben. Dies eröffnet dem Arzt die Möglichkeit der direkten Prozesskontrolle bei der Anwendung thermischer Therapieverfahren, ohne das Einführen zusätzlicher Messinstrumente in den Körper des Patienten. Die Berechnung eines Temperaturprofils kann anhand temperaturabhängiger MR-Parameter unmittelbar aus den Bilddaten des MRT heraus erfolgen. Die gute Darstellung der Weichteilkontraste mit der MR-Bildgebung ermöglicht die (zum Teil zusätzlich Kontrastmittel-gestützte) Differenzierung maligner von benignen Strukturen, so dass, unter maximaler Schonung sensibler Strukturen, eine thermisch Zerstörung des Zielgewebes erreicht werden kann. Man unterscheidet bei der Messung von Temperaturen im MRT absolute von relativen Methoden (Tab. 1). Aufgrund verschiedenster Nachteile und Ungenauigkeiten vieler dieser möglichen Methoden konnten sich in der klinischen Anwendung bislang nur zwei der relativen Messverfahren durchsetzen: Die Temperaturbestimmung basierend auf der Änderung der Spin-Gitter-Relaxationszeit (T1-Methode), sowie der Protonenresonanzfrequenz (PRF-Methode) (208-210). Relative Messverfahren messen lediglich Temperaturdifferenzen und erfordern deswegen die Angabe einer Referenztemperatur.

Tabelle 1: Messmethoden und Messparameter zur MR-Thermometrie

Absolut	Relativ
Spektroskopie	Magnetisierungstransfer
Thermometrie-Kontrastmittel (211)	Protonendichte
	Spin-Spin-Relaxationszeit
	Diffusionskonstante
	Spin-Gitter-Relaxationszeit
	Protonenresonanzfrequenz

2.4.1 T1-Methode

Erfahren die entlang des Hauptmagnetfeldes der Stärke B_0 ausgerichteten Spins der Protonen einen Anregungsimpuls mit der Präzisionsfrequenz der Spins (Lamorfrequenz), so kann eine Auslenkung aus ihrer Achse um 90° erreicht werden. Es resultiert eine transversale Magnetisierung. Mit der Zeit kippen die Spins zurück in ihre ursprüngliche Ausrichtung entlang des Hauptmagnetfeldes und geben dabei Energie an das umgebende Molekülgitter ab („Spin-Gitter-Relaxation"). Die transversale Magnetisierung nimmt ab, während die longitudinale Magnetisierung sich wiederum aufbaut. Die Dauer der Wiederherstellung der longitudinalen Magnetisierung wird auch longitudinale Relaxationszeit (T1) genannt. Die Relaxationszeit ist abhängig von der Stärke B_0 des äußeren Magnetfeldes sowie von der inneren Bewegung der Moleküle. Steigt die Unordnung der Moleküle mit zunehmender Temperatur, so wird die Energieabgabe der Protonen an das Molekülgitter schwieriger und die T1-Zeit steigt mit der Temperatur. Dieser Anstieg geht nahezu linear mit einem Signalabfall einher. Die Berechnungsmethode aus der Spin-Gitter-Relaxationszeit zeigt eine hohe Temperaturabhängigkeit, der endogene Parameter ist jedoch gewebeabhängig (212).

2.4.2 PRF-Methode

Wie bei der Spin-Gitter-Relaxationszeit wird auch bei der PRF-Methode die Angabe eines Referenzbereiches für die Berechnung der relativen Temperaturänderung in einem bestimmten Bereich benötigt. Da sich mit zunehmender Temperatur die Aufenthaltswahrscheinlichkeit der Elektronenwolke um den Wasserstoffkern stärker in Kernnähe verschiebt, führt dies zu einer verstärkten Abschirmung des Protons vom äußeren statischen Feld mit der Feldstärke B_0 (Abb. 4).

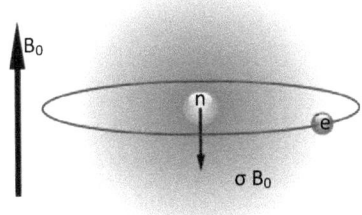

Abbildung 4: Wasserstoffkern n mit Elektronenwolke ¯e in einem statischen Feld der Feldstärke B_0 (Knobloch G. 2009, selbst erstellte Abbildung)

Durch das Superpositionsprinzip herrscht um den Kern mit steigender Temperatur ein schwächeres Feld. Die Resonanzfrequenz der Wasserprotonen verlangsamt sich deswegen mit steigenden Temperaturen. Bei abnehmenden Werten im Phasenbild wird das Bild an dieser Stelle schwarz (Abb. 5). Dieser Effekt ist über einen weiten Bereich linear von der Temperatur abhängig, solange sich der Wassergehalt des Gewebes nicht deutlich ändert, und wird für die Bestimmung der Temperaturänderung ausgenutzt, indem die Differenz zwischen den Phasen der Referenzaufnahme und der aktuellen Aufnahme gebildet wird (209, 213-216). Mit Hilfe von Berechnungsalgorithmen aus Differenzbildern ist eine farbkodierte Darstellung möglich. Die PRF hat die geringste Temperaturabhängigkeit, jedoch können Phaseninformationen aus den komplexen Bilddaten mit hoher Präzision gemessen werden.

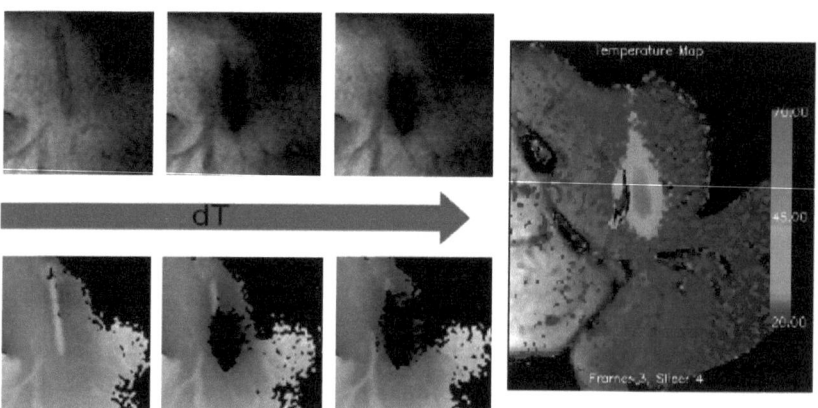

Abbildung 5: Signalabfall in T1 gewichteten (T1w) Amplituden- (oben) und Phasenbildern (unten), farbkodierte Darstellung (rechts) (217)

3 Material und Methoden

3.1 Materialien

Tabelle 2 gibt zunächst einen Überblick über die verwendeten Materialen. Sie werden nachfolgend genauer dargestellt.

Tabelle 2: Verwendete Materialien

Material	Bezeichnung	Hersteller
Laser	Medilas Fibertom 5100	Dornier MedTech Europe GmbH (Wessling, Deutschland)
Optische Einkopplung	N/S6	Dornier MedTech Europe GmbH (Wessling, Deutschland)
Lichtwellenleiter	Flexibler Lichtleiter Diffuser 30	Somatex Medical Technologies GmbH (Teltow, Deutschland)
Laserleistungsmessgerät	TT-Test	Trumpf Laser GmbH + Co. KG (Schramberg, Deutschland)
Rollenpumpe	n/a	Dornier MedTech Europe GmbH (Wessling, Deutschland)
Applikations-Set	6F und 9F Power-Laser-Applikations-Set	Somatex Medical Technologies GmbH (Teltow, Deutschland)
Pumpenschlauch	Modifizierter Pumpenschlauch	Somatex Medical Technologies GmbH (Teltow, Deutschland)
Kühlmittelschlauch	Modifizierter Twin-Schlauch	Somatex Medical Technologies GmbH (Teltow, Deutschland)
Digital-Manometer	GDH 14 AN	GREISINGER electronic GmbH (Regenstauf, Deutschland)
Laserschutzbrille	Vision L-05K	Laservision GmbH + Co. KG (Fürth, Deutschland)
Fiberoptisches Thermometer	T1™ Fiber Optic Temperature Sensor, Reflex™ Signal Conditioner	Neoptix, Inc. (Québec, Canada)
Labormaterialien und Chemikalien (siehe Seite 35/36)	Schlittenmikrotom HM 400 Mikrotomkryostat HM 560; HE, p-NTB	Microtom Laborgeräte GmbH (Walldorf); Sigma (Deisenhofen)

3.1.1 Nd:YAG Laser

Beim Nd:YAG-Laser ($Nd^{3+}:Y_3Al_5O_{12}$) werden als Lasermedium dreiwertige Neodym-Ionen verwendet, die in einem Yttrium-Aluminium-Granat-Kristall (Wirtskristall) eingebettet sind. Der Nd:YAG Laser zählt zur Gruppe der Festkörperlaser. Er emittiert unsichtbares Licht einer Wellenlänge von 1064 nm. Parallel zum Nd:YAG-Kristallstab sind eine oder mehrere Hochleistungsladungslampen (z.B. Krypton-Lampe) angeordnet, deren Licht die Nd-Ionen anregt. Die Laserstrahlung kann je nach Bedarf gepulst oder kontinuierlich abgegeben werden, je nachdem ob die Pumpenenergie von Blitzlampen oder von einer kontinuierlich strahlenden Lampe herrührt. Durch seine Arbeit im nahen Infrarotbereich zeichnet sich der Nd:YAG-Laser durch seine besonders hohe Eindringtiefe von bis zu 10 Millimetern in das Gewebe aus. Diese Eigenschaft macht den Laser besonders geeignet zur Verwendung für die LITT. Bei diesem Projekt kam der Dornier Medilas Fibertom 5100 (Dornier MedTech Europe GmbH, Wessling, Deutschland) zur Anwendung (13).

3.1.2 Lichtwellenleiter

Eine verlustarme Übertragung des Laserlichtes über lange Strecken hinweg ist beim Einsatz der LITT im offenen MRT von besonderer Bedeutung, da der Laser selbst nicht im MR-Raum platziert werden kann. Die verwendeten Lichtwellenleiter (flexible Lichtleiter Diffuser, Somatex®) haben eine Länge von 12 m und eine Diffuserlänge (aktive Zone) am distalen Faserende von 3 cm. Der eigentliche Lichtwellenleiter besteht aus einer Quarzfaser mit einem Durchmesser von 600 µm. Die Faser wird vom so genannten Cladding, einem optischen Mantel aus dotiertem Quarz umhüllt, welcher sich im Gegensatz zum Lichtwellenleiter durch einen geringeren Brechungsindex auszeichnet. Auf diese Weise wird Licht, das innerhalb eines bestimmten Winkelbereiches (numerische Apertur) auf den Lichtwellenleiter auftrifft, von dem optischen Mantel immer wieder zurück in den Kern reflektiert und breitet sich entlang der Längsachse der Faser nach distal aus. Erst bei einem Biegungsradius der Faser von unter einem Zentimeter kommt es zu einem Austritt von Laserstrahlung aus dem Lichtleiter. Das Coating, die dritte Komponente des Lichtwellenleiters, ist ein dünner Kunststoffmantel, der den Faserkern und das Cladding von außen umschließt und der mechanischen Stabilität und Flexibilität der Laserfaser dient. Über den Streukörper (Diffuser) am distalen Ende der Faser wird das Licht nicht wie bei normalen Laserfasern üblich in axialer Richtung, sondern relativ homogen, über die Fläche eines 3 cm langen Zylinders, radial abgegeben. Dieser emittierende Teil besteht aus einem thermostabilen und flexiblen Kunststoff, der mit

Streukörpern dotiert und mit der Faser fest durch eine Klebung verbunden ist. Die Streukörper der Lichtwellenleiter weisen herstellungsbedingt eine nicht vollkommen homogene Abstrahlcharakteristik auf, so dass es bei einigen Modellen in der Anwendung zur Entstehung lokaler Temperaturspitzen („hot-spot") im Gewebe kommen kann. Die maximal zulässige Leistung, die über die Lichtwellenleiter in das Gewebe eingebracht werden darf, wird vom Hersteller bei 10 Watt effektiver Leistung pro Zentimeter aktiver Zone angegeben. Die maximale Applikationszeit liegt bei 20 Minuten (218). Die Lichtwellenleiter werden über den unten vorgestellten N/S6 Adapter mit der optischen Einkopplung und über diese mit dem Laser verbunden. Die numerische Apertur (siehe Punkt 3.1.3) darf den Wert 0,48 nicht überschreiten (218).

Tabelle 3: Technische Daten des flexiblen Diffuser-Tip-Applikators der Firma Somatex®

Parameter	Maße
Aktive Diffusorlänge	30 mm
Diffusoraußendurchmesser	1,17 ± 0,01 mm
Faserkerndurchmesser	600 µm
Optische Einkopplung	N/S6

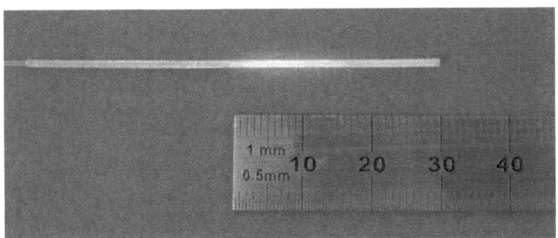

Abbildung 6: Lichtwellenleiter mit flexiblem diffusem Streukörper (Diffuser-Tip)
(Knobloch G. 2009, selbst erstellte Abbildung)

3.1.3 Optische Einkopplung

Die optische Einkopplung gewährleistet eine genaue Fokussierung des Laserstrahls auf den Quarzkern des Lichtwellenleiters. Die numerische Apertur (NA) beschreibt den maximalen Winkel unter dem das vom Laser emittierte Licht auf einen Lichtwellenleiter treffen darf, damit er durch die Totalreflexion noch weitergeleitet werden kann. Für die in diesen Testreihen verwendeten Lichtwellenleiter mit einem Kerndurchmesser von 600 µm erfolgte die optische Einkopplung über den N/S6 Adapter. Dieser wird an der rechten Seite des Lasergerätes eingeführt. Der Anschluss des Lichtwellenleiters erfolgt über die Konnektierung des proximalen Endes des Lichtwellenleiters mit dem metrischen Gewinde (SMA 905) an dem Adapter.

Material und Methoden

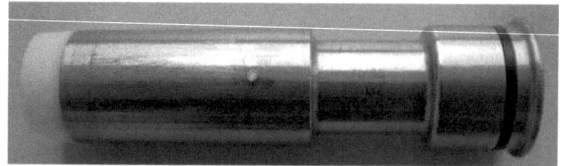

Abbildung 7: N/S6 Steckadapter (Dornier, Wessling, Deutschland) zur optischen Einkopplung des Lichtleiters an den Laser (60)

3.1.4 LITT Applikator-Set

Zur perkutanen Durchführung der LITT an Lebertumorgewebe wird heutzutage ein gekühltes Applikationsset verwendet, das der Aufnahme, dem Schutz vor Karbonisation und der Kühlung eines Lichtwellenleiters dienen soll. Abbildung 8 zeigt die im Applikator-Set enthaltenen Komponenten.

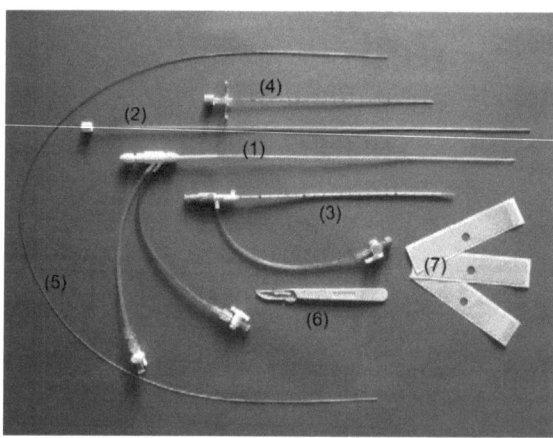

1. Hüllkatheter
2. Aufsteller für den Hüllkatheter
3. Schleuse mit Dilatator
4. MR-kompatible 18 G (Gauge) Punktionsnadel mit Mandrin
5. Führungsdraht
6. Skalpell
7. Pflaster zur Applikator-Fixierung

Abbildung 8: Zusammensetzung des Applikator-Sets (Somatex®) (Knobloch G. 2009, selbst erstellte Abbildung)

9 French Kathetersystem

Das bereits auf dem Markt etablierte 9 French Kathetersystem (Somatex Medical Technologies GmbH, Teltow, Deutschland) für die perkutane Laserablation von Tumorgewebe besteht aus einem äußeren distal verschlossenem und einem inneren Teflonkatheter, welche dem Kühlmittel Zu- und Abfluss dienen (Abb. 9). Es handelt sich somit um ein System mit geschlossenem Kühlkreislauf. Das Kathetersystem hat eine Länge von 20 cm und lässt sich mit seinem Außendurchmesser von etwas weniger als 3 mm durch eine 9 French Schleuse einführen.

6 French Kathetersystem

Der miniaturisierte Applikationskatheter (Somatex, Medical Technologies GmbH, Teltow, Deutschland) entspricht im Grundaufbau und den verwendeten Materialien dem 9 French System. Durch seine platzoptimierte Konstruktion passt das Kathetersystem mit einem Außendurchmesser von circa 1,98 mm durch eine 6 French Schleuse.

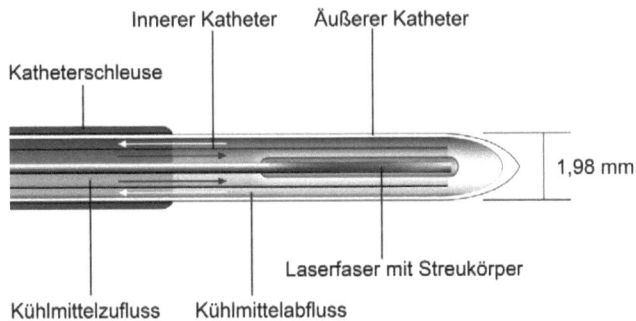

Abbildung 9: Schematische Darstellung des miniaturisierten 6F Laserapplikators
(Knobloch G. 2009, selbst erstellte Abbildung)

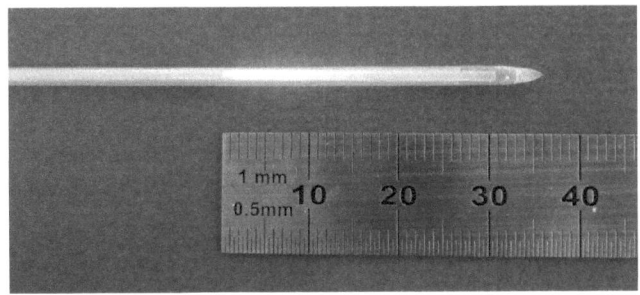

Abbildung 10: Fotografische Darstellung des miniaturisierten 6F Applikators
(Knobloch G. 2009, selbst erstellte Abbildung)

3.1.5 Leistungsmessgerät

Die am Lasergerät eingestellten Leistungen weichen in den meisten Fällen von der tatsächlich abgegebenen Leistung ab. Um die tatsächlich applizierte Leistung am distalen Ende des Lichtwellenleiters zu überprüfen, erfolgt vor jeder Laseranwendung die Messung der effektiven Leistung mit einem Lichtwellenleiter-Testgerät. Da der verwendete Lichtwellenleiter mit einem diffus abstrahlenden Applikator versehen ist, muss die Leistungsmessung auf diese Gegebenheit angepasst werden. Das nach dem Prinzip einer Ulbricht-Kugel aufgebaute TT-Test (Trumpf, Schramberg, Deutschland) ermittelt die vom Applikator emittierte effektive Laserleistung. Bei der Abgabe des diffus streuenden Laserlichtes über die in das Testgerät eingeführte Laserfaser wird das von der Laserleistung abhängige Strahlungsfeld an der Innenwand der im Testgerät eingebauten, mit Barium-Sulfat beschichteten Kugel vielfach reflektiert und die Intensität durch Silizium-Photodioden gemessen.

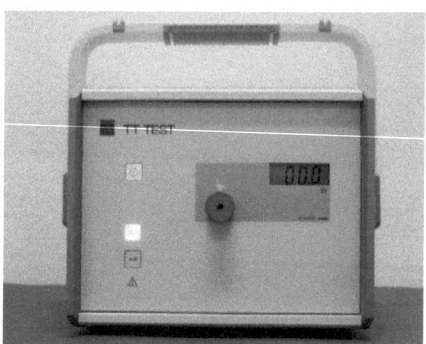

Abbildung 11: Leistungsmessgerät TT-Test, Trumph, Schramberg, Deutschland
(Knobloch G. 2009, selbst erstellte Abbildung)

3.1.6 Kühlkreislaufsystem

Der in diesem Projekt verwendete Dornier Medilas Fibertom 5100 Laser verfügt über eine integrierte Rollenpumpe, deren Spülleistung über das Bedienfeld der Pumpe auf bis zu 60 ml/min eingestellt werden kann. Die effektiven Förderleistungen sind von den Abmessungen des verwendeten Pumpenschlauches sowie dem Abstand der Walzen) zu ihrem Widerlager abhängig (hier: 2,45 mm). Für diese Testreihen wurde physiologische Kochsalzlösung als Kühlmittel verwendet.

Modifizierter Pumpen- und Kühlmittelschlauch

Im Gegensatz zum 9F Applikatorsystem entstanden im Kühlkreislauf des miniaturisierten 6F System aufgrund der begrenzten Platzverhältnisse hohe Systemdrücke, denen sowohl der Pumpenschlauch als auch der Zulaufschlauch standhalten mussten. Aus diesem Grund wurden speziell druckverstärkte Drehpumpenschläuche sowie druckverstärkte Kühlmittelschläuche für den zuführenden Schenkel des Kühlmittelkreislaufes verwendet.

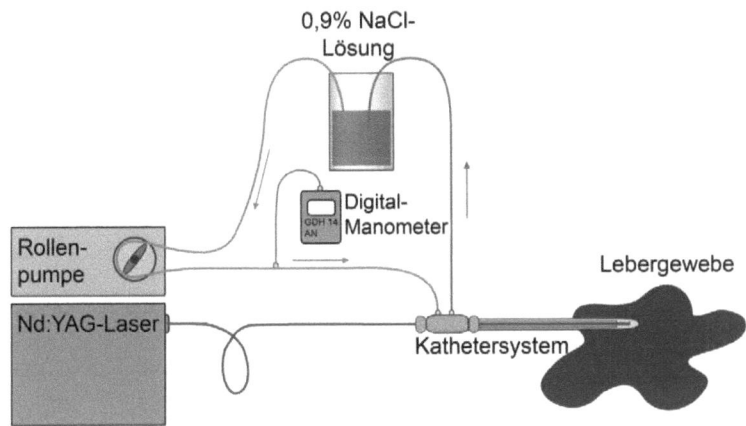

Abbildung 12: Schematische Darstellung des Gerätesetups für die ex-vivo Testreihe. Laserfaser mit Kühlmittelzufluss und Kühlmittelabfluss aus dem Kathetersystem
(Knobloch G. 2009, selbst erstellte Abbildung)

Druckmessgerät

Um die auftretenden Systemdrücke quantifizieren zu können, wurde ein Digital-Manometer (GDH 14 AN, Greisinger electronic) über einen Luer-Lock Anschluss parallel zu dem Zulaufschlauch geschaltet (siehe Abb. 12). Das Digital-Manometer misst über einen piezoresistiven Drucksensor den Druck gegenüber dem Atmosphärendruck. Die Drücke werden in der Einheit Bar angezeigt.

3.1.7 Laserschutzmaßnahmen

Vor der Inbetriebnahme eines Lasers der Klasse 4, zu welcher der Nd:YAG Laser gezählt wird, müssen bestimmte Schutzmaßnahmen erfüllt werden. Das Tragen von geeigneten Laserschutzbrillen stellt dabei für den Patienten und das Personal die wichtigste Sicherheitsmaßnahme dar. Für den Gebrauch des Nd:YAG Lasers wurden Schutzbrillen verwendet, welche das Auge vor einem Wellenlängenbereich bei 1064 nm schützen (Modell Vision L-05K, Laservision GmbH + Co. KG, Fürth, Deutschland). Zusätzlich ist die Anbringung von Warnleuchten vor dem Therapieraum erforderlich. Diese und weitere Richtlinien und Plichten werden unter anderem in der „Berufsgenossenschaftlichen Vorschrift für Sicherheit und Gesundheit bei der Arbeit, Unfallverhütungsvorschrift – Laserstrahlung" (BGV B2) geregelt (219, 220).

3.1.8 Thermosensor

Zur unmittelbaren Kontrolle der Temperaturentwicklung in den ex-vivo Versuchen wurde exemplarisch vor einigen den Messungen eine fiberoptische Thermosonde (T1^{TM} Fiber Optic Themperature Sensor, Neoptics^{TM}, Canada) (221) parallel zum LITT-Katheter in das Lebergewebe eingebracht. Der Sensor ist in der Lage, Temperaturen zwischen -80°C bis 250°C mit einer Genauigkeit von ±0,2°C aufzuzeichnen. Mit der Sonde wurde, im Abstand von 1 Sekunde, über den gesamten Zeitraum einer Messung hinweg die Temperatur mit einem Messgerät aufgezeichnet (Reflex ^{TM} Signal Conditioner, Neoptics^{TM}, Canada)(222).

3.1.9 Temperaturmapping Tool „RealTI"

Die Temperaturdarstellung im oMRT erfolgte mit einem Temperaturmapping Tool (223) welches die Temperaturänderung anhand der Änderung der Protonenresonanzfrequenz berechnet und daraus eine Temperaturkurve sowie eine farbkodierte Darstellung der erwärmten Gebiete erstellt. Das IDL-basierte Programm (IDL, Interactive Data Language, ITT, USA) wurde uns freundlicherweise von der IMF (Imagerie Moléculaire et Fonctionnelle, Université Bordeaux, France) zur Verfügung gestellt.

3.1.10 Offener 1,0 Tesla Hochfeld-MR-Tomograph

Für das Monitoring kam ein offenes MRT-System (1.0 T Panorama HFO®; Philips Healthcare NL) (Abb. 13) zum Einsatz, welches im Hochfeldbereich bei 1,0 Tesla arbeitet und bezüglich der Bildqualität den Standard-Tunnelsystemen nicht nachsteht. Das Panorama-System von Philips besteht aus zwei horizontal angeordneten supraleitenden Elektromagneten, bei denen das Magnetfeld zumeist vertikal zur Längsachse des Patienten ausgerichtet ist („Sandwich-Modell") (Abb. 13). Die offene Bauweise bietet nicht nur einen verbesserten Patientenkomfort sondern ermöglicht dem Arzt auch den direkten Zugang zum Patienten und gestattet die Durchführung von Interventionen direkt im MRT. Durch die für offene Systeme hohe Magnetfeldstärke von 1,0 Tesla ist es möglich, schnelle Bilder mit hoher Ortsauflösung zu generieren und diese unmittelbar über zwei sich im MR-Raum befindliche Monitore zu verfolgen. Auf diese Weise kann mit Hilfe thermosensitiver MR-Sequenzen eine optimale Prozesskontrolle thermische Ablationsverfahren wie die LITT durchgeführt werden. Zur Verbesserung des MR-Signals existiert eine Auswahl an verschiedenen Spulen, die um den darzustellenden Körperteil befestigt werden. Des Weiteren wurde der MR-Raum mit einer auf den Patienten abstimmbaren Lichtinstallation ausgestattet (Ambient Experience®, Philips Healthcare, NL), durch welche eine angenehmere Atmosphäre für den Patienten erzeugt werden kann.

Zu den bereits erfolgreich abgeschlossenen Projekten der Arbeitsgruppe oMRT der Charité gehören, neben der MR-gestützen LITT, die minimal-invasive Leberteilresektion (224, 225), Knie- und Fußoperationen (226-228), die Durchführung der Tumortherapie mittels beschichteten Ballonkathetern, die MR-gestützte Vertebroplastie, sowie die perkutane transhepatische Cholangiographie- und Drainage in der offenen Hochfeld-MRT (229-237). Aktueller Forschungsgegenstand der Gruppe sind die mechanisch perkutane lumbale Nukleoplastie, die perkutane intradiskale Thermotherapie, die transforaminale endoskopische Mikrodiskektomie, die MR-Thermometrie sowie eine Stressstudie zur wissenschaftlichen Evaluierung positiver Effekte der offenen MRT und der Lichtinstallation auf klaustrophobische Patienten.

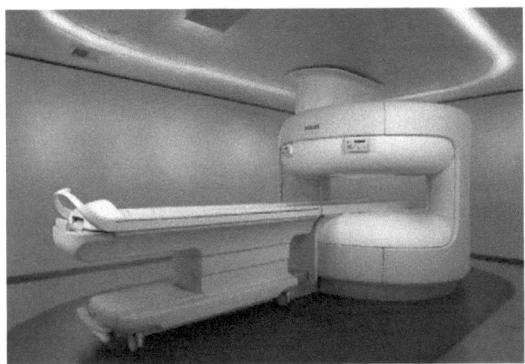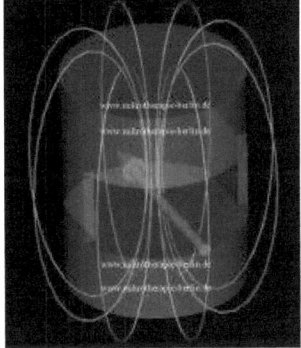

Abbildung 13: Links: Offener 1.0 T MR-Tomograph, Philips Panorama®. Rechts: Schematische Darstellung des Verlaufs der Magnetfeldlinien eines offenen MRT-Systems mit zwei horizontal angeordneten supraleitenden Elektromagneten (238)

3.1.11 Organpräparate

Die verwendeten Schweinelebern wurden täglich frisch und direkt nach der Anlieferung an eine Berliner Fleischerei bezogen. Der umgehende Transport der gekühlten und in einer Isoliertasche verpackten Organpräparate in das Labor betrug circa. 30 Minuten. Die Wahl der Spezies Schwein

Material und Methoden

wurde aufgrund der bestehenden Ähnlichkeiten zwischen porciner und humaner Leber in Bezug auf ihren histomorphologischen Aufbau und die optischen Gewebeparameter getroffen (13, 71, 72). Abbildung 14 (S. 27) zeigt das Gerätesetup für die ex-vivo Testreihen.

3.1.12 Versuchstiere

Im Hinblick auf die spätere Etablierung am Menschen war ein Tiermodell erforderlich, das bezüglich Größe und Anatomie mit dem Menschen vergleichbar ist. Das Schwein ist aus diesen Gründen ein in der chirurgischen Forschung sehr verbreitetes Versuchstier (239). Die für die experimentelle Arbeit am Schweinemodell etablierten Anästhesie- und Analytikverfahren bieten im Bereich der Basismethodik eine angemessene Grundlage für den Vergleich zur Kliniksituation. Als Vertebraten und Säugetiere besitzen Schweine und Menschen viele Ähnlichkeiten im Bezug auf den histomorphologischen Aufbau und die optischen Gewebeparameter der abdominellen Organe, so dass die Versuchsergebnisse mit wenigen Einschränkungen auf den Mensch übertragbar sind (13, 71, 72). Für die genannten Versuche wurde der Einsatz von zwei weiblichen Jungschweinen (Alter: 10 bis 12 Wochen) mit einem Körpergewicht von 40 bis 45 kg geplant (Genehmigungsnummer LAGeSo: G 0295/08 vom 01.10.2008). Nach der Anlieferung an die Forschungseinrichtungen für experimentelle Medizin (FEM) der Charité Universitätsmedizin Berlin, Campus Virchow Klinikum, wurden die Tiere innerhalb einer Woche an die Umgebung gewöhnt. Die Tiere erhielten eine Standarddiät und wurden am Tag des Experiments nüchtern gelassen.

3.2 Methoden

3.2.1 Ex-vivo Versuchsdurchführung

Vor dem Versuchsbeginn wurden die zuvor für den Transport gekühlten und verpackten Lebern in einem Wasserbad auf 20°C erwärmt. Die Verarbeitung der Organe erfolgte innerhalb von 8 Stunden. Für die Einbringung des LITT Applikators in die erwärmte Schweineleber wurde zunächst der Aufsteller in das Kathetersystem des Applikators eingeführt und dann mit der distalen Spitze des Katheters einer der Leberlappen punktiert. Die Applikatorspitze wurde in ausreichender Tiefe im Leberlappen platziert, um sicher zu stellen, dass sich die spätere Koagulationsnekrose vollständig im Lebergewebe befand und ihre Dimensionen für die spätere Auswertung vollständig vermessen werden konnten. Eine hilusnahe Punktion wurde vermieden. Der Aufsteller wurde entfernt, die Spülschläuche wurden konnektiert und der Kühlmittelfluss in Betrieb genommen. Die auftretenden Systemdrücke wurden ab diesem Zeitpunkt über das parallel zum Zulaufschlauch geschaltete Digital-Manometer erfasst. Nach der ersten Spülung des Kathetersystems wurde die Spülung kurzzeitig für die Einlage des Lichtwellenleiters unterbrochen. Die detaillierte Vorgehensweise der korrekten Platzierung des Lichtwellenleiters im Kathetersystem wird unter Punkt 3.2.5 beschrieben. Die Laserleistung wurde an der Bedieneinheit des Lasers eingestellt und mittels des TT-Test überprüft.

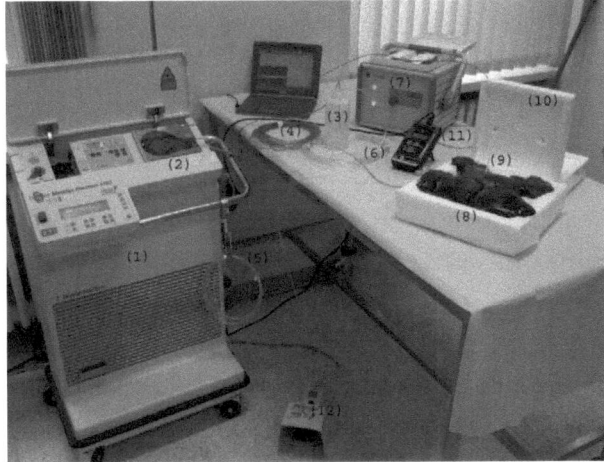

1. Medilas Fibertom 5100 Laser
2. Integrierte Rollenpumpe
3. Kühlmittelbehälter
4. Kühlmittelzufluss zur Rollenpumpe
5. Kühlmittelzufluss zum Kathetersystem
6. Kühlmittelabluss vom Kathetersystem
7. TT-Test
8. Schweineleber
9. Laserapplikator
10. Applikatorhalterung
11. Digital-Manometer
12. Sicherheitsfußschalter

Abbildung 14: Komponenten des ex-vivo Versuchsaufbaus (Knobloch G. 2009, selbst erstellte Abbildung)

Um die Eigenschaften des neuen 6F Applikators interpretieren zu können, wurden die Testreihen, nach dem in Tabelle 4 angeführten Messschema, sowohl mit dem 6F als auch mit dem 9F Kathetersystem durchgeführt und die Ergebnisse des etablierten 9F Applikators als Referenzwerte herangezogen. Beide Systeme wurden im Leistungsbereich zwischen 18 und 30 Watt und für jeweils 10 bis 20 Minuten getestet. Jede Messeinstellung wurde fünf Mal wiederholt, so dass sich eine Gesamtanzahl von 210 Messungen pro Kathetersystem ergab.

Die Einzelergebnisse aller Messungen wurden in einem Versuchsprotokoll notiert und für die statistische Auswertung verwendet.

Material und Methoden

Tabelle 4: Messeinstellungen für das 6F und 9F Kathetersystem bei Leistungen von 18 bis 30 Watt (in Schritten von 2 Watt) und Ablationsdauern von 10 bis 20 Minuten (in Schritten von 2 Minuten). Pro Einstellung erfolgten 5 Messwiederholungen. N = 210 pro Kathetersystem.

	6F Kathetersystem							9F Kathetersystem					
	Leistung [Watt]							Leistung [Watt]					
	18	20	22	24	26	28	30	18	20	22	24	26	28	30
Ablations-dauer [min] 10, 12, 14, 16, 18, 20	Je 5 Messwiederholungen (n = 210)							Je 5 Messwiederholungen (n = 210)						

3.2.2 Temperaturmapping im oMRT

Für eine erste Erprobung der MR-Thermometrie im offenen Hochfeld-MRT, mit Darstellung der laserinduzierten Temperaturänderungen, wurden exemplarisch einige nicht perfundierte Schweinelebern im oMRT (siehe Punkt 3.1.10) abladiert und der Vorgang mit einer thermosensitiven Sequenz (t1 w FFE, TE/TE = 5,3/2,6 ms, FA 30°, Voxel Größe 2 x 2 x 4 mm, NSA 4) überwacht. Gleichzeitig wurde das unter Punkt 3.1.8 beschriebene fiberoptische Thermometer parallel zum Laserapplikator und mit einem Abstand von 1 cm zur aktiven Zone im Lebergewebe positioniert, um den tatsächlichen Temperaturverlauf aufzuzeichnen. Über eine entsprechende Software (NeoLink™, Neoptix, Inc., Québec, Canada) wurde aus den gesammelten Temperaturdaten des Thermosensors dann eine Referenz-Temperaturkurve erstellt und diese mit der ermittelten Temperaturkurve des Temperaturmapping Tools „RealTI" (siehe Punkt 3.1.9) verglichen. Das Monitoring der Thermoeffekte im oMRT erfolgte über die kontinuierliche Auswertung T1 gewichteter Amplitudenbilder einer 7 ms GRE-Sequenz (Signalabfall durch Änderung der longitudinalen Relaxationszeit) sowie über die Änderung der Protonenresonanzfrequenz (PRF) in den Phasenbildern.

3.2.3 Ermittlung des Grenzwertes zur thermischen Belastbarkeit

Um die thermische Belastbarkeit des 6F Kathetersystems zu testen, wurde die für das 9F System obere zulässige Leistungsgrenze von 30 Watt vorgegeben. Beginnend bei 18 Watt und einer Expositionszeit von 10 Minuten (10,8 kJ) wurde die applizierte Energie sukzessive gesteigert. Eine Applikationsdauer von 20 Minuten wurde dabei, entsprechend den Anforderungen des 9F Katheters, als Mindestapplikationsdauer angenommen, bei der das 6F Kathetersystem stabil bleiben muss. Deshalb wurde die maximal mögliche applizierbare Energie in Abhängigkeit einer

Applikationsdauer von 20 Minuten ermittelt. Als Abbruchkriterium für die thermische Belastbarkeit des 6F Kathetersystems wurde diejenige Leistung angenommen, bei der das System innerhalb einer Applikationszeit von 20 Minuten zu Leckagen neigt. Die maximal applizierbare Leistung für diese Testreihe wurde also definiert als diejenige Leistungsstufe, die, bei einer Applikationsdauer von 20 Minuten, das Kathetersystem, ohne das Auftreten eines Defektes durch die thermische Belastung, „stabil" arbeiten lässt.

3.2.4 Statistische Analyse

Es wurden die Mittelwerte, Mediane und Standardabweichungen der Nekrosevolumina für jede Leistungsgruppe (von 10,8 bis 36 kJ) berechnet. Eine **Korrelationsanalyse** zur Darstellung des Zusammenhanges zwischen der eingebrachten Energie und der Größe der mittleren Nekrosevolumina des 6F und 9F Kathetersystems erfolgte mit Hilfe des Datenanalyse-Tools von Excel für die Berechnung des Korrelationskoeffizienten (r) für lineare Korrelationen.

Zur grafischen Darstellung der Unterschiede beider Kathetersysteme gegen ihre Mittelwerte wurde ein **Bland-Altman-Diagramm** erstellt. Anhand der optischen Beurteilung des Diagramms können deutlichere Aussagen über die Höhe der Schwankungsbreiten der Mittelwerte aus beiden Systemen getroffen werden. Es verdeutlicht außerdem, ob eines der Systeme prinzipiell höhere oder tiefere Werte erreicht als das andere (240, 241).

Durch den Vergleich der Mittelwerte und Mediane der Nekrosevolumina jeder einzelnen Energiegruppe von 10,8 bis 28,8 kJ (24 Energiegruppen) wurde auf eine Normalverteilung beziehungsweise nicht Normalverteilung der Werte geschlossen. Unter der Annahme einer Normalverteilung der Nekrosevolumen-Werte für jede Energiegruppe des 6F und 9F Systems wurde zur Untersuchung möglicher Unterschiede der Kathetersysteme bezüglich der von ihnen induzierbaren Nekrosevolumina der **t-Test** für gepaarte Stichproben angewandt. Ein Test auf Normalverteilung der Nekrosegrößen beider Kathetersysteme für die einzelnen Energiegruppen war aufgrund der niedrigen Anzahl von 5 Messwiederholungen pro Energiegruppe nicht sinnvoll. Als signifikant wurde eine Irrtumswahrscheinlichkeit von $p \leq 0{,}05$ angesehen.

3.2.5 In-vivo Versuchsdurchführung

Für die Durchführung der in-vivo Versuchsreihen standen im Vorraum des oMRT zwei Nd:YAG Laser (Dornier Medilas Fibertom 5100, siehe Punkt 3.1.1) zur parallelen Durchführung zweier LITT

Interventionen zur Verfügung. Es wurden entsprechend zwei Lichtwellenleiter mit den sich im MR-Vorraum befindlichen Lasergeräten konnektiert und zusammen mit den Kühlmittelschläuchen des Lasers durch einen Arbeitskanal in den MR-Raum geleitet. Die gewünschte Laserleistung wurde an den Bedienungseinheiten der Laser eingestellt und die distale Leistung der Lichtwellenleiter anschließend im MR-Raum, unmittelbar vor der Anwendung, durch das Leistungsmessgerät (TT-Test) überprüft und gegebenenfalls korrigiert. Am Operationstag erfolgte die Sedation der Versuchstiere mit 10 ml Ketamin 10%, 6 ml Xylazin/Rompun 2% und 3 ml Stresnil (Entsprechend eines Körpergewichtes von ca. 40 kg). Anschließend erfolgte der Transport je eines Tieres in Bewusstlosigkeit mit einem Fahrzeug der Tierhaltung unter Begleitung eines Veterinärmediziners zum Standort Campus Mitte in das offene MRT. Hier standen zusätzliche Anästhesiegeräte (Inhalationsnarkose- und Beatmungsgerät, Perfusor, Monitoring) zur Verfügung. Die Beatmungs- sowie Perfusorschläuche wurden durch einen weiteren Arbeitskanal in den MR-Raum geleitet. Im MR-Vorbereitungsraum erhielt das Tier zur Narkoseeinleitung 2 bis 7 mg/kg Propofol intravenös. Die anschließende Narkose erfolgte als kombinierte Inhalations-Injektionsnarkose mit Isofluran (0,8 bis 1,1% bei einer FiO2 von 0,8 bis 1) und Fentanyl (1 bis 3 µg/kg/h). Zur Muskelrelaxation konnten optional 2 bis 4 mg Pancuroniumbromid repetitiv gegeben werden. Die Tiere wurden auf dem Rücken gelagert im oMRT platziert. Dem Tier wurde zusätzlich ein Brustgurt mit integriertem Drucksensor um den Thorax gelegt. Dieser diente der späteren Anwendung einer atemgetriggerten MR-Sequenz während der LITT Ablation. Zunächst wurde von dem Schwein im offenen MRT ein Übersichtsscan der Leber angefertigt, um die optimale (möglichst hilus- und kapselferne) Applikatorpositionierung zu planen.

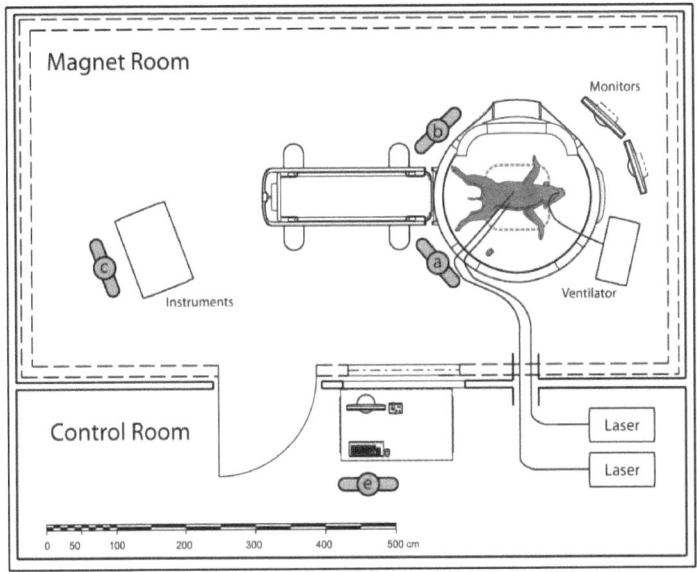

Abbildung 15: Schematische Darstellung des in-vivo Versuchsaufbaus mit zwei simultan verwendeten Lasern – hier mit MR-kompatiblem Ventilator innerhalb des MR-Raums (modifiziert nach Güttler F. und Rump J. (238))

Platzierung des Laserapplikators nach Seldinger

Unter MR-fluoroskopischer Sicht (BTFE TE/TR = 7/2,5 ms, FA = 30°, FOV = 200 x 200 mm, Matrix = 100 x 100, Voxel Größe = 2 x 2 x 8 mm, Dynamic scan time = 1 s) erflogte im nächsten Schritt die perkutane Einbringung der LITT-Applikatoren nach Seldinger-Technik (242). Der genaue Ablauf dieser Technik wird im Folgenden beschrieben:

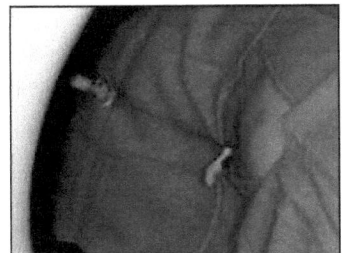

1. Punktion mit MR-kompatibler 18 G Punktionsnadel (Punktionsnadel + Mandrin).
2. Ziehen des Mandrins der Punktionsnadel.

Material und Methoden

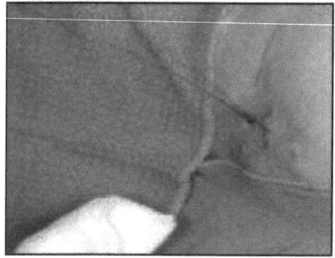

3. Einlage des Führungsdrahtes und Entfernung der Punktionsnadel über den Führungsdraht.

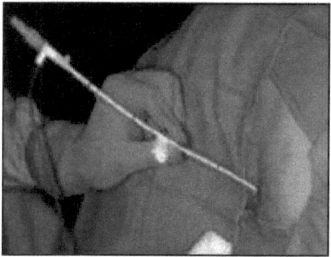

4. Bougierung des Punktionskanals mittels Dilatatoren und Einlage der Schleuse.

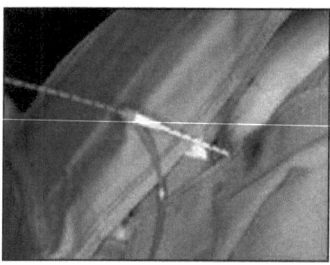

5. Entfernung des Führungsdrahtes und der Dilatatoren.
6. Platzierung des Kathetersystems (Kathetersystem, Aufsteller).

Abbildung 16: Katheterplatzierung nach Seldinger (60)

Messschema für die in-vivo Versuche

Im Zuge des ersten Tierversuches wurden nacheinander 4 LITT Applikatoren in der Schweineleber platziert (je ein 6F und ein 9F Katheter in den linken und den rechten Leberlappen). Der Abstand zwischen den Kathetersystemen zueinander betrug dabei mindestens 5 cm, um Überschneidungen der Koagulationsnekrosen zu vermeiden. In der Leber des zweiten Tieres wurden zwei 6F Applikatoren positioniert. Das Monitoring der thermischen Lasereffekte während der LITT erfolgte anhand der T1-Methode (Punkt 2.4.1) und der PRF-Methode (Punkt 2.4.2). Das genaue Messschema der verwendeten Sequenzen verdeutlicht Tabelle 5:

Material und Methoden

Tabelle 5: Messschema für die in-vivo Testung des 6F Kathetersystems bei 22 und 24 Watt über 20 Minuten im Vergleich zum 9F System (Tier 1: Versuch 1 + 2) sowie bei 26 und 28 Watt über 20 Minuten (Tier 2: Versuch 1 + 2). Verwendung einer atemgetriggerten 10 ms TE und einer 15 ms TE Gradientenechosequenz (GRE).

	Tier 1	
	Versuch 1	**Versuch 2**
Laser-Einstellung	9F, 22 Watt, 20 Min. (26,4 kJ)	9F, 24 Watt, 20 Min. (28,8 kJ)
	6F, 22 Watt, 20 Min. (26,4 kJ)	6F, 24 Watt, 20 Min. (28,8 kJ)
MR-Thermometrie (Sequenzeinstellung)	**10 ms TE GRE** (atemgetriggert) TR/TE = 19 ms/10 ms FA = 35° FOV = 250 x 312,5 mm Matrix = 92 x 104 Voxel size = 2,72 x 3 x 8 mm Dynamic scan time = 1,9 s (Monitoring: 9F Applikator)	**15 ms TE GRE** (atemgetriggert): TR/TE = 25 ms/15 ms FA = 35° FOV = 250 x 312,5 mm Matrix = 92 x 104 Voxel size = 2,72 x 3 x 8 mm Dynamic scan time = 2,6 s (Monitoring: 6F Applikator)

	Tier 2	
	Versuch 1	**Versuch 2**
Laser-Einstellung	6F, 26 Watt, 20 Min. (31,2 kJ)	6F, 28 Watt, 20 Min. (33,6 kJ)
MR-Thermometrie (Sequenzeinstellung)	**15 ms TE GRE** (atemgetriggert): TR/TE= 25 ms/15 ms, FA = 35°, FOV = 250 x 312,5 mm, Matrix = 92 x 104, Voxel size = 2.72 x 3 x 8 mm, Dynamic scan time = 2.6 s	

Nach der Platzierung der Kathetersysteme im Gewebe und der Entfernung der Aufsteller, erfolgte die Einlage des Lichtwellenleiters. Der Lichtwellenleiter wurde hierfür bis zum Anschlag in das Kathetersystems vorgeführt und anschließend wieder um mindestens 3 mm zurückgezogen, um eine Kühlmittelzirkulation um das distale Ende der Laserfaser zu gewährleisten. Die Position des Lichtwellenleiters im Kathetersystem wurde über die Fixierungskappe am Handstück des Kathetersystems gesichert (218). Die Schleuse musste nach der Platzierung des Kathetersystems um mindestens 4 cm zurückgezogen werden (218), um ein Absorbieren der Laserstrahlung an der Schleuse zu vermeiden und eine Gefährdung des Versuchstieres (bzw. auch Patienten) und Anwenders durch eine überhitzte Schleuse auszuschließen. Es folgten die LITT-Ablationen bei 22 bis 28 Watt für 20 Minuten unter Verwendung einer 10 ms beziehungsweise 15 ms atemgetriggerten T1 gewichteten Gradientenecho-Sequenz (Tabelle 5). Bei parallel laufenden LITT-Ablationen wurde jeweils nur einer der beiden LITT-Applikatoren mittels online Thermometrie überwacht. Postinterventionell erfolgte die Tötung der Tiere durch vertiefte

Narkose und letaler Gabe von Kalium. Die Lebern der Tiere wurden im Anschluss für die makro- und mikroskopische Untersuchung der Koagulationsnekrosen entnommen. Nach der Entfernung der Lichtwellenleiter wurden die Kathetersysteme auf Hautniveau beziehungsweise im Situs über der Leber gekappt, um Dislokationen der Kathetersysteme bei der Entnahme der Organe zu vermeiden und so das erneute Auffinden der induzierten Koagulationsnekrosen in der Leber zu ermöglichen.

3.2.6 Makroskopische Beurteilung der Präparate

Unmittelbar nach Beendigung einer LITT-Ablation wurde die Leber entlang des Punktionskanals des Applikators mit dem Skalpell aufgeschnitten, die Läsion nummeriert, fotografiert sowie der makroskopisch sichtbare axiale (a) und radiale (b) Durchmesser der entstandenen Koagulationszone vermessen (Abb. 17). Durch das Abtupfen der Koagulationen mit einem saugfähigen Zellstoff konnten die tatsächlichen Ränder induzierten Nekrosen deutlicher sichtbar gemacht werden. Aus den beiden gemessenen Achsen wurde nach der Formel für eine Rotationsellipse das Läsionsvolumen berechnet:

$$V = \frac{\pi\, a\, b^2}{6} \qquad (Gl.\ 1)$$

V = abladiertes Volumen
a = axialer Durchmesser der Koagulationsnekrose
b = radialer Durchmesser der Koagulationsnekrose

Material und Methoden

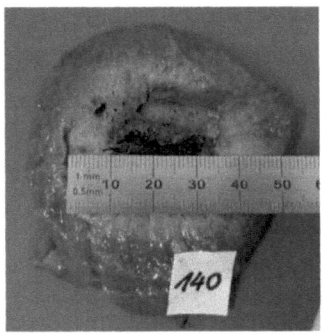 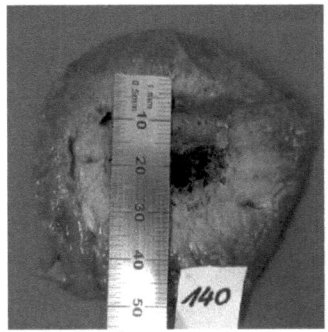

Abbildung 17: Axiale (links) und radiale (rechts) Vermessung einer Koagulationsnekrose
(Knobloch G. 2009, selbst erstellte Abbildung)

3.2.7 Histologische Aufarbeitung

Von den in-vivo Gewebenekrosen wurden zusätzlich zur makroskopischen Beurteilung histologische Schnitte angefertigt. Durch die histologische Aufarbeitung sollte im Besonderen geklärt werden wo die Grenzen zwischen vitalem, eventuell reversibel hyperthermisch geschädigtem und nekrotischem Gewebe liegen.

Schnittpräparation

Für die Anfertigung der histologischen Schnitte wurden unmittelbar nach der makroskopischen Beurteilung Gewebeblöcke aus dem Randbereich einer Läsion entnommen, um sowohl natives als auch hyperthermisch geschädigtes Lebergewebe histologisch auswerten zu können (Abb. 18).

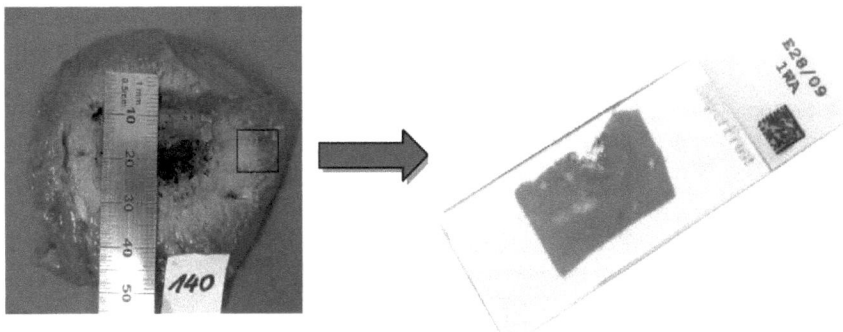

Abbildung 18: Entnahme einer Gewebeprobe für die Schnittpräparation aus dem Randbereich der Koagulationsnekrose, welche sowohl hyperthermisch geschädigtes als auch natives Gewebe enthält
(Knobloch G. 2009, selbst erstellte Abbildung)

Für die **Paraffineinbettung** wurde die entnommene Gewebeprobe zunächst einige Tage in Formalinlösung fixiert. Anschließend wurden die Präparate der Paraffineinbettung zugeführt. Nach dem Abkühlen wurden mit einem Verschiebeschlitten-Mikrotom 5 µm dicke Schnitte angefertigt. In einem 37°C warmen Wasserbad wurden die Schnitte gestreckt und anschließend auf einen Objektträger aufgezogen. Danach erfolgte die Trocknung der Objektträger in einen Wärmeschrank. Um die Präparate anfärben zu können, wurden diese im Folgenden mit einem Lösungsmittel (Xylol) zehn Minuten lang entparaffiniert sowie in einer absteigenden Alkoholreihe rehydriert. Abschließend erfolgte eine Waschung der Präparate mit Leitungswasser.

Für die Anfertigung der **Gefrierschnitte** wurden die Gewebeproben zunächst bei -20°C tiefgefroren. Anschließend wurden die gefrorenen Gewebeblöcke auf Objekttische aufgebracht und dort mit einem Fixiergel (Tissue Tec, Firma Sakura, Zoeterwoude) fixiert. Bei -7°C folgte die Anfertigung von 8 bis 10 µm dicken Schnitten mit einem Mikrotomkryostat, Modell HM 560 (Microm Laborgeräte GmbH, Walldorf). Jeder Schnitt wurde durch Andrücken eines zimmerwarmen Objektträgers von der Mikrotomklinge gelöst. Danach erfolgte die Fixierung der Schnitte auf dem Objektträger durch Aceton und eine anschließende Wärmebehandlung. Schließlich wurde ein Eindeckmedium (Pertex®, Medite GmbH, Germany) auf den Objektträger gegeben und das Präparat mit einem Deckplättchen eingedeckt.

Färbungen

Es wurden zwei verschiedene Färbemethoden angewandt:

1. Hämatoxylin-Eosin-Färbung (HE-Färbung)
2. P-Nitrotetrazoliumblau-Färbung (NTB-Färbung) zum enzymhistochemischen Nachweis der NADH-Dehydrogenase

Die **HE-Färbung** ermöglicht als Übersichtsfärbung die Differenzierung verschiedener Gewebestrukturen. Der basische Farbstoff Hämatoxylin stellt dabei saure Moleküle wie Zellkerne (Nukleinsäuren), saure Schleimsubstanzen, Bakterien oder Kalk blau dar. Eosin, ein saurer Farbstoff, färbt hingegen basische Moleküle wie Zytoplasmabestandteile, Kollagene oder proteinhaltige Lösungen rot. Die Schnitte wurden nacheinander in folgende Lösungen eingebracht:
→ Färben in Hämatoxylin nach Mayer (1 min) → Spülen und Bläuen im warmen Leitungswasser →

Färben in 0,1 prozentigem wässrigen Eosin (45 s) → Spülen in Leitungswasser → Entwässerung in aufsteigender Alkoholreihe und Entalkoholisierung in Xylol. Die Schnitte wurden dann mit Deckgläsern eingedeckt. Im weiteren Verlauf folgte eine lichtmikroskopische Beurteilung und fotografische Dokumentaton der histologischen Schnittpräparate.

Um bei den induzierten Gewebsläsionen die genauen Grenzen zwischen vitalem und irreversibel geschädigtem Lebergewebe zu ermitteln, wurde der enzymhistochemisch Nachweis der NADH-Dehydrogenase mit dem Farbstoff p-Nitrotetrazoliumblau (**NTB-Färbung**) herangezogen. Das lösliche farblose Tetrazoliumsalz wird dabei durch das Enzym Diaphorase in das unlösliche blaue Formazan überführt. Als Koenzym dieser Reaktion wirkt reduziertes Nicotinamid-Adenin-Dinucleotid, indem es Protonen und Elektronen zur Verfügung stellt. Sind die Eiweiße und Enzyme einer Zelle durch das Einwirken hoher Temperaturen denaturiert, so verbleiben die geschädigten Zellen ungefärbt. Für den enzymhistochemische Nachweis der NADH-Dehydrogenase mit p-Nitrotetrazoliumblau wurden Gefrierschnitte verwendet. Die Färbung wurde wie folgt durchgeführt: → Aufbringen des Inkubationsmediums auf die Gefrierschnitte (siehe unten) → Inkubation für 15 Minuten → Spülen mit Leitungswaser → Trocknung → Eindecken mit 37°C Glyceringelantine.

Inkubationsmedium:

- 100 µl Reduzierte α-NADH-Lösung (Sigma, Deisenhofen, 2,5 g/l in Wasser)
- 250 µl p-Nitrotetrazoliumblau-Lösung (NTB, Sigma, Deisenhofen, 2 g/l in Wasser)
- 100 µl PBS-Puffer (2 g/l, pH 7,4)
- 50 µl Ringer-Lösung

4 Ergebnisse

4.1 Auswertung der ex-vivo Versuche

4.1.1 Makroskopische Auswertung der ex-vivo Gewebenekrosen

Durch die Einwirkung der Laserenergie entstanden in den ex-vivo Versuchsreichen uniforme Gewebeveränderungen. Die Läsionen konnten makroskopisch grob in 3 Zonen unterteilt werden (Abb. 19):

1. Eine innere schwarz/braun-verkohlte Zone mit karbonisiertem Gewebe,
2. Eine mittlere grün/graue Koagulationszone und
3. Ein schmaler rosiger Randsaum mit fraglich geschädigten Zellen (Transitional-/ Übergangszone).

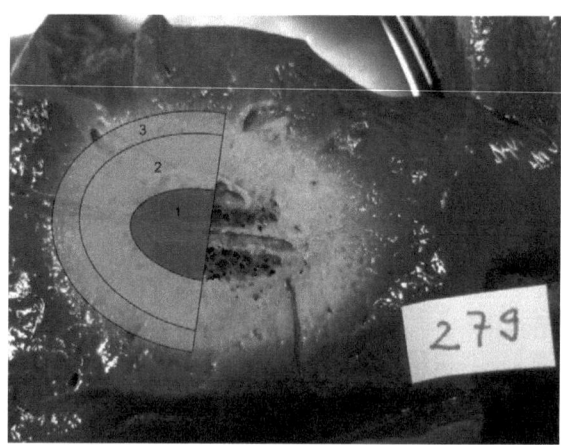

Abbildung 19: Gewebsnekrose mit Karbonisationszone (1), Koagulationszone (2), Transitionalzone (3) (Knobloch G. 2009, selbst erstellte Abbildung)

Die Größe und Ausprägung der einzelnen Zonen variierte je nach verwendeter Leistung und Dauer der Laserablation. So kam es bei der Verwendung niedriger Leistungen und kurzer Ablationszeiten oft nicht zur Ausbildung einer Karbonisationszone, während diese Zone bei sehr hohen Leistungen und langer Ablationszeiten erhebliche Ausmaße erreichen und bis zur Vaporisation des Gewebes führen konnte. Durch das Abtupfen der ex-vivo Koagulationen mit einem saugfähigen Zellstoff konnte der rötlich hämorrhagischer Randsaum reduziert werden, wodurch die tatsächliche Grenze der abladierten Zone deutlicher sichtbar wurde. Die Vermessung der axialen und radialen Koagulationsdurchmesser erfolgte dann bis an den Rand der makroskopisch sichtbaren Gewebeveränderung.

4.1.2 Ergebnisse der Katheterstabilität

Der Grenzwert der thermischen Belastbarkeit des 6F Kathetersystems stellte sich in den ex-vivo Versuchen bei einer effektiven Leistung von 24 Watt ein (entspricht 8 Watt/cm aktiver Zone). Die nächst höhere Leistungsstufe von 26 Watt wies eine erhöhte Ausfallwahrscheinlichkeit des Systems auf, bei der es innerhalb einer Ablationszeit von 20 Minuten gehäuft zum Abbruch des Versuches aufgrund thermisch hervorgerufener Leckagen des Kathetersystems mit konsekutivem Austritt an Kühlflüssigkeit in das umgebende Gewebe kam. Konnte in einem solchen Fall ein Druckabfall am Digital-Manometer festgestellt werden, der auf eine Leckage im Kühlkreislaufsystem hindeutete, wurde der Versuch umgehend abgebrochen und aus der Auswertung ausgeschlossen. Auch Versuche, bei denen im Nachhinein ein Austritt von Kühlflüssigkeit in das Gewebe nachgewiesen werden konnte, wurden verworfen. Die Testreihe für das 6F Kathetersystem wurde somit nur bis zu einer effektiven Leistung von 24 Watt und eine Ablationsdauer bis 20 Minuten durchgeführt. Dies entspricht einer eingebrachten Gesamtenergie von 28,8 kJ (Diagramm 1). Die Referenzversuche mit dem 9F Kathetersystem wurden ebenfalls bis zu diesem Grenzwert von 28,8 kJ durchgeführt. Da der Belastungsgrenzwert des 9F Kathetersystems bei effektiven 24 Watt noch nicht erreicht war, wurden zusätzlich Messreihen bei dem in der Gebrauchsanweisung angegebenen Grenzwert durchgeführt. Dieser Grenzwert liegt bei 10 Watt/cm aktiver Zone, da die verwendeten Lichtwellenleiter (Flexibler Lichtleiter Diffuser 30, Somatex®) mit einer aktiven Zone von 3 cm ausgestattet sind, belief sich der Grenzwert auf 30 Watt, effektiv.

4.1.3 Statistische Auswertung der Nekrosevolumina

Abbildung 20 zeigt die durchschnittlich erzielten Ablationsvolumina des 6F und 9F Kathetersystems in Abhängigkeit von der applizierten Gesamtenergie. Es wird deutlich, dass es bei beiden Systemen mit steigender Energie zu einer Zunahme der Volumengrößen kommt.

Ergebnisse

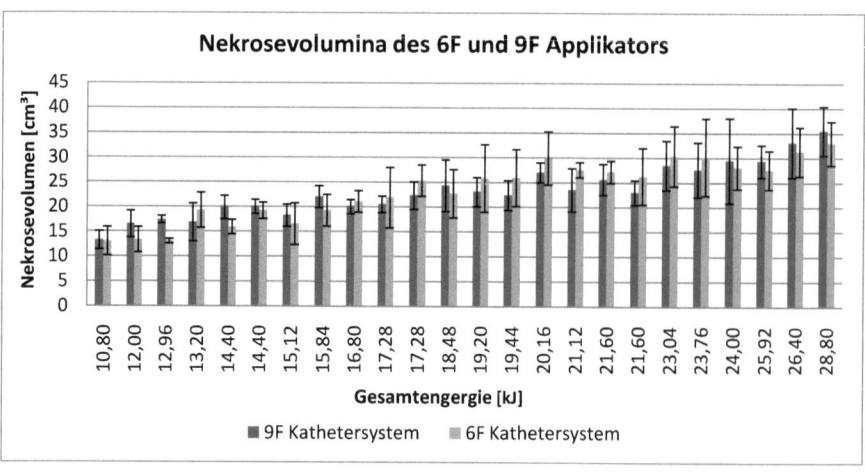

Abbildung 20: Gegenüberstellung der mittleren Ablationsvolumina des 6F und 9F Kathetersystems (Angabe in cm³) bei Energien von 10,8 bis 28,8 kJ (n/Kathetersystem = 120)

Das 6F Kathetersystem erzielte bei einer Leistung von 24 Watt und einer Ablationsdauer von 20 Minuten das größte durchschnittliche Nekrosevolumen von ca. 33 cm³. Dies entspricht einer applizierten Gesamtenergie von 28,8 kJ, was auch dem in dieser Testreihe ermittelten Grenzwert für die maximale Katheterbelastbarkeit entspricht. Bei dieser Leistung lag der durchschnittlich erreichte axiale Durchmesser einer Nekrose bei 5,1 ± 0,2 cm. Der durchschnittlich erreichte radiale Durchmesser lag bei 3,5 ± 0,2 cm. Im Vergleich dazu konnten bei gleicher Energie mit dem 9F Kathetersystem durchschnittliche Nekrosevolumina von ca. 35,5 cm³ erzielt werden. Der mittlere axiale Durchmesser lag hier bei 4,9 ± 0,2 cm, der mittlere radiale Durchmesser bei 3,7 ± 0,3 cm (Tabelle 6).

Tabelle 6: Auflistung der mittleren ex-vivo Nekrosegrößen des 6F und 9F Kathetersystems bei Energien von 26,4 und 28,8 kJ mit Angabe der mittleren axialen und radialen Durchmesser sowie der errechneten mittleren Nekrosevolumina in cm³.

6F Kathetersystem (ex-vivo)				
Gesamt-energie [kJ]	Leistung /Zeit	Durchmesser Axial [cm]	Durchmesser Radial [cm]	Nekrosevolumen [cm³]
26,40	22W/20min	5,28 ± 0,2	3,36 ± 0,3	31,31 ± 4,93
28,80	24W/20min	5,12 ± 0,2	3,50 ± 0,2	32,97 ± 4,42

Ergebnisse

Tabelle 6 Fortsetzung

9F Kathetersystem (ex-vivo)				
Gesamt-energie [kJ]	Leistung /Zeit	Durchmesser Axial [cm]	Durchmesser Radial [cm]	Nekrosevolumen [cm³]
26,40	22W/20min	4,88 ± 0,3	3,58 ± 0,3	33,12 ± 6,97
28,80	24W/20min	4,94 ± 0,2	3,70 ± 0,3	35,49 ± 4,92
32,40	30W/18min	5,28 ± 0,2	3,62 ± 0,3	36,47 ± 6,66
36,00	30W/20min	4,98 ± 0,1	3,70 ± 0,3	35,81 ± 4,88

Da das 9F Kathetersystem bei einer effektiven Leistung von 24 Watt und 20 minütiger Ablationsdauer noch nicht den Grenzwert der maximal applizierbaren Leistung erreicht hatte, wurde das System bis zu der vom Hersteller angegebenen maximalen Belastungsgrenze getestet. In Abbildung 21 werden die erzielten Ablationsvolumina des 9F Kathetersystems bei einer effektiven Leistung von 30 Watt und Ablationsdauern von 10 bis 20 Minuten dargestellt. Das durchschnittlich größte Ablationsvolumen stellte sich mit 36,5 ± 6,7 cm³ bei einer Leistung von 30 Watt und einer Ablationsdauer von 18 Minuten ein (entspricht einer Energie von 32,4 kJ). Der mittlere axiale Nekrosedurchmesser lag hier bei 5,3 ± 0,2 cm, der mittlere radiale Durchmesser bei 3,6 ± 0,3 cm. Bei einer Ablationszeit von 20 Minuten wurde ein geringfügig vermindertes Volumen von ca. 35,8 cm³ erreicht. Der mittlere axiale Durchmesser lag bei 4,8 ± 0,1 cm, der mittlere radiale Durchmesser bei 3,7 ± 0,3 cm (Tabelle 6).

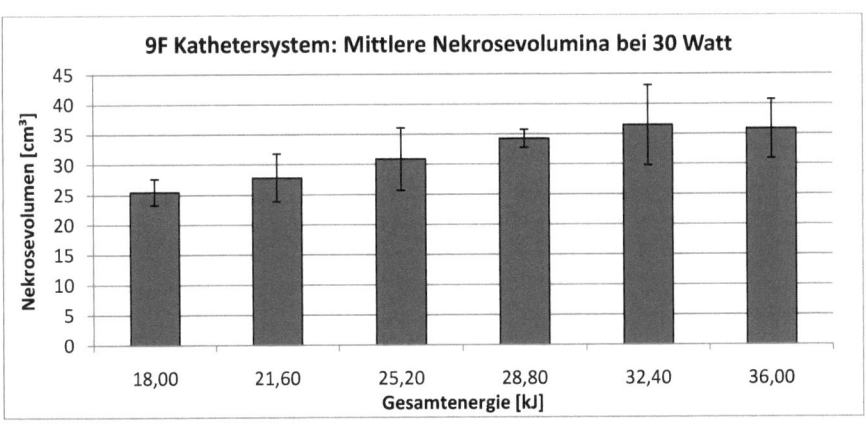

Abbildung 21: Volumina des 9F Kathetersystems (Angabe in cm³) in Abhängigkeit von applizierten Energie (Leistung von 30 Watt über 10 bis 20 Minuten)

Ergebnisse

Korrelation der mittleren Nekrosevolumina des 6F und 9F Kathetersystems

Da der Energieanstieg der eingebrachten Leistungen nicht linear ansteigt, erfolgte die erneute Darstellung der mittleren Nekrosevolumina in einem Punktdiagramm (Abbildung 22), aus welchem die tatsächliche Verteilung der Volumina pro Energie ersichtlich wird. Mit Hilfe dieser Darstellungsform konnte eine Regressionsgerade durch die Werte ermittelt werden. Die sich ergebenen Regressionskoeffizienten von $R^2 = 0,87$ für das 6F Kathetersystem bzw. $R^2 = 0,93$ für das 9F System verdeutlichen, dass zwischen steigender Energie und der Größe der Nekrosevolumina ein annähernd linearen Zusammenhang besteht.

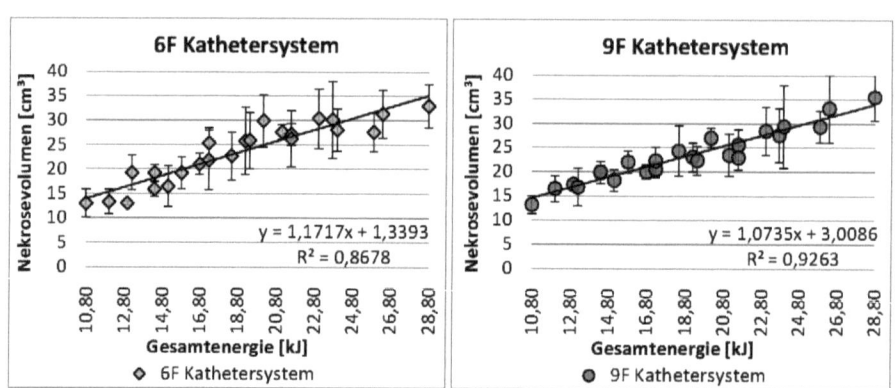

Abbildung 22: Mittlere Ablationsvolumina des 6F (links) bzw. 9F (rechts) Kathetersystems mit Regressionsgerade

Die Korrelation der aus den einzelnen Leistungsbereichen gemittelten Nekrosevolumina ergab einen Korrelationskoeffizienten (r) von 0,90. Dieses Ergebnis lässt vermuten, dass ein Zusammenhang zwischen den Volumina des 6F und 9F Kathetersystems besteht. Jedoch muss dies nicht bedeuten, dass die beiden Systeme auch tatsächlich miteinander übereinstimmen.

Das Diagramm nach **Bland und Altman** zeigt die Unterschiede zwischen den Messwerten auf der y-Achse und die Mittelwerte der Messwerte auf der x-Achse. Streuwerte oberhalb der Mittelwert-Linie deuten auf größere Volumina des 6F-Systems hin, während die Werte unterhalb der Mittelwert-Linie tendenziell vom 9F-System bestimmt werden. Die geringfügige Verschiebung der Mittelwert-Linie in den positiven Bereich (0,19 cm³) verdeutlicht, dass über die Gesamtzahl der Messungen das 6F-System geringfügig größere Volumina erreichte als das 9F-System. Die gestrichelten Linien ober- und unterhalb der Mittelwert-Linie repräsentieren die doppelte

Standardabweichung in positiver und negativer Richtung, innerhalb der sich 95% aller Werte befinden. Aus der Darstellung wird des Weiteren deutlich, dass die Streuung der Werte mit zunehmender Größe der Mittelwerte (zunehmenden Energien) ansteigt. Bei niedrigen Mittelwerten (niedrigen Energien) besteht also eine größere Übereinstimmung der Nekrosegrößen beider Systeme, wo hingegen die Schwankungsbreite der Werte bei hohen Mittelwerten (hohen Energien) erheblich zunimmt. Die beiden Tendenzen heben sich gegeneinander annähernd auf, so dass über die Gesamtheit aller Werte kein statistisch signifikanter Unterschied zwischen beiden Systemen besteht.

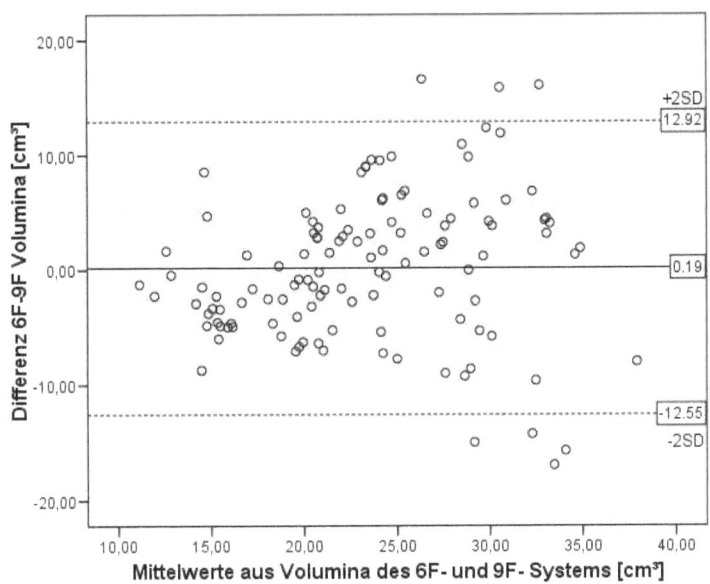

Abbildung 23: Bland-Altman Diagramm zur Darstellung der Differenzen zwischen zwei Techniken (6F und 9F Kathetersystem)

Aufgrund einer hohen Übereinstimmung der Gruppenmittelwerte und Mediane der Nekrosevolumina in den 24 Energiestufen von 10,8 bis 28,8 kJ sowie den Ergebnissen des Bland-Altman Diagramms wurde eine annähernde Normalverteilung der Nekrosevolumen-Werte in den einzelnen Energiegruppen angenommen. Der auf einer Normalverteilung basierende **t-Test** für gepaarte Stichproben ergab beim Vergleich der Volumen-Mittelwerte beider Kathetersysteme für die jeweiligen Energiegruppen keinen statistisch signifikanten Unterschied zwischen dem Ablationsvermögen des 6F und 9F Kathetersystems (p = 0,732) (Signifikanzniveau p ≤ 0,05).

4.1.4 Drücke und Spülflüsse

Aufgrund der engen Platzverhältnisse zwischen den beiden Hüllkathetern des Miniaturapplikators und dem Lichtwellenleiter resultierten im Vergleich zum 9 French System wesentlich geringere Spülquerschnitte. Die Teflonkatheter unterliegen zudem herstellungsbedingten Schwankungen. Um die Funktionstüchtigkeit und Durchgängigkeit der Kühlmittelzirkulation im Applikator zu gewährleisten, werden die Kathetersysteme vor ihrer Marktzulassung einer Prüfung durch den Hersteller unterzogen. Die geringen Spülquerschnitte haben zur Folge, dass die Systemdrücke ansteigen oder aber der Volumenstrom reduziert wird. In diesem Zusammenhang besagt das Gesetz von Hagen-Poiseuille, dass bei einer Halbierung des Radius einer Röhre der Druckabfall für einen gegebenen Volumenstrom um den Faktor 16 zunimmt. Das heißt, man benötigt den 16fachen Druck, um Flüssigkeit mit dem gleichen Volumenstrom durch diese Röhre zu pumpen (17).

$$\Delta p = \frac{8*\eta*\ell}{\pi*r^4} * \dot{V} \qquad \text{(Gl. 2)}$$

Δp = Druckabfall

η = Viskosität der durchströmenden Flüssigkeit

ℓ = Länge der Röhre

r = Radius der Röhre

V̇ = Volumenstrom

Bei der Verwendung des 6F Kathetersystems wurde ein Kompromiss aus reduziertem Volumenstrom und gesteigertem Systemdruck eingegangen. So wurde ein effektiv ermittelter Kühlmittelfluss von 15 ml/min als angemessen erachtet, um die Laserfaser vor einer Überhitzung zu schützen und gleichzeitig die Drücke auf den Teflonkatheter so gering wie möglich zu halten. Bei den hier verwendeten Einstellungen (siehe Punkt 3.1.6) entsprach dies einer an der Pumpe eingestellten Spülrate von 8 ml/min. Trotz dieser Anpassungen erwiesen sich die herkömmlichen Schlauchsysteme als nicht ausreichend belastbar, um den immer noch hohen Systemdrücken von circa 3 bis 5 bar stand zu halten. (Im Vergleich dazu treten im Kühlkreislauf des 9F Kathetersystems, bei einem Kühlmittelfluss von 60 ml/min, lediglich Drücke von circa 1 bar auf.) Das Gesetz von Hagen-Poiseuille verdeutlicht in diesem Zusammenhang die Schwierigkeiten, die eine Miniaturisierung des Kathetersystems mit sich bringt. Eine genaue Berechnung der Druck- sowie Volumenstromverhältnisse ist aufgrund der Vielzahl der Parameter, die bei diesen Prozessen auftreten und das Ergebnis beeinflussen, nicht in ausreichender Näherung möglich. Um das Risiko eines Systemausfalls durch das Platzen der Kühlschläuche zu vermeiden, wurde der zuführende Schenkel der Kühlmittelschläuche durch druckverstärkte PVC-Gewebeschläuche (3,6 mm x 1,8 mm) ersetzt. Diese Schläuche ermöglichen es, Systemdrücke bis ca. 82 bar zu übertragen. Auch die Anschlüsse des Pumpenschlauches mussten so modifiziert werden, dass diese die auftretenden Systemdrücke leckagefrei auf den Zulaufschlauch übertragen konnten. So wurden an diese Stelle die sonst üblichen Luer-Lock Anschlüsse aus Plastik durch Aluminium-Anschlüsse ausgetauscht. Der Ablaufschlauch musste nicht verstärkt werden, da sich hinter der Verengung durch das 6F Kathetersystem ein offenes System befindet, in dem keine hohen Drücke entstehen. Im Verlauf einer normalen Messung, ohne Leckage im Kathetersystem, führte die Wärmeentwicklung im Gewebe zu einer leichten Ausdehnung des Kathetermaterials und in dessen Folge zu einem leichten Druckabfall um wenige Zehntel bar, verglichen zum mittleren Ausgangsdruck vor Beginn einer Laserablation.

Durch die Verwendung der im Lasergerät integrierten Rollenpumpe für den Antrieb des Kühlkreislaufsystems entstanden hohe Druckschwankungen von bis zu 2 bar. Trat im Verlauf einer Laserablation eine Leckage am Kathetersystem auf, so konnte ein Abfall des mittleren Systemdrucks um circa 1 bar aufgezeigt werden. Bedingt durch das pendelnde Druckverhalten war dieser Wert jedoch nur als ein ungefährer Richtwert anzusehen. Aufgrund der bereits existenten hohen Druckschwankungen sowie der leichten Druckabnahme über die Zeitdauer einer Ablation, ließen sich die vom Manometer aufgezeichneten Druckänderungen nur schwer interpretieren und das tatsächliche Auftreten einer Leckage im Kathetersystem nur schwer eindeutig fest machen.

4.1.5 Ergebnisse des ex-vivo Temperaturmappings im oMRT

Abbildung 24 zeigt die nach der LITT durchgeführte Auswertung mit der Darstellung der Temperaturänderung anhand der Änderung der Protonenresonanzfrequenz in den Phasenbildern. Man erkennt in den T1 gewichteten Amplitudenbildern (Abb. 24, unten links) deutlich einen

Ergebnisse

elliptisch konfigurierten Signalabfall an der Stelle der Wärmeentwicklung über dem Bereich der entstehenden Gewebsläsion. Zudem ist sowohl die Position des LITT-Applikators (schmale hypointense Linie, rechtsseitig der Läsion), als auch die der Thermosonde (breite hypointense Linie, rechtsseitig der Läsion) erkennbar. Die berechnete Temperaturkurve von einem Punkt in unmittelbarer Umgebung um die sensitive Spitze der Thermosonde zeigt Ähnlichkeit mit der tatsächlichen, von der Thermosonde aufgezeichneten Temperaturentwicklung (Abb. 25). In beiden Kurven wird ein rascher Temperaturanstieg auf circa 70°C bis 80°C innerhalb der ersten 8 Minuten beschrieben. Die maximale von der Thermosonde gemessene Temperatur beträgt nach 20 Minuten circa 82°C. Auch in den 4 weiteren ex-vivo durchgeführten Temperaturmessungen konnten sowohl mit der Thermosonde als auch mit der MR-Thermometrie reproduzierbare Temperaturanstiege in der Peripherie der Koagulationsnekrose auf über 80°C (zum Teil sogar auf >100°C) nachgewiesen werden.

Für den restlichen Verlauf dieser dargestellten Messung führte die Energieeinbringung in das Gewebe zu keinem weiteren signifikanten Anstieg der Temperatur. Stattdessen kam es zum Teil zu einem Abtransport der Wärme über angrenzende Gefäße. Dieser Effekt wird besonders aus der farbkodierten Darstellung des Temperatureffektes deutlich. Zu erkennen ist eine Erwärmung des perivasalen Gewebes (grüne Farbausläufe in Abb. 24). Mit der farbkodierten Darstellung konnte die Ausbreitung der thermischen Nekrosezone gut und deutlich dargestellt werden.

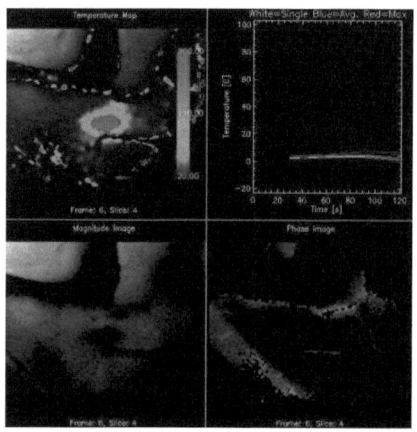 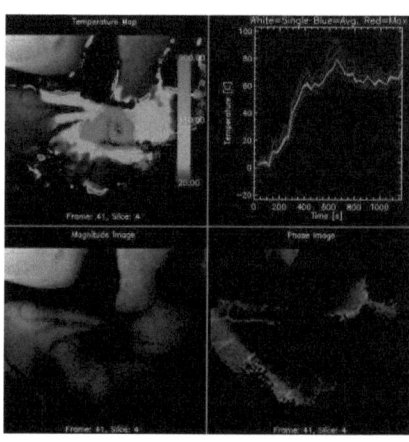

Abbildung 24: Auswertung des Temperaturmapping Tools „ReatTI": Abb. links: nach 2 Minuten und Abb. rechts: nach 20 Minuten Ablatonsdauer; Bildaufteilung: oben links=farbkodierte Darstellung des Temperatureffektes, oben rechts=Temperaturkurve, unten links=T1w Amplitudenbild, unten rechts=PRF-Phasenbild

Ergebnisse

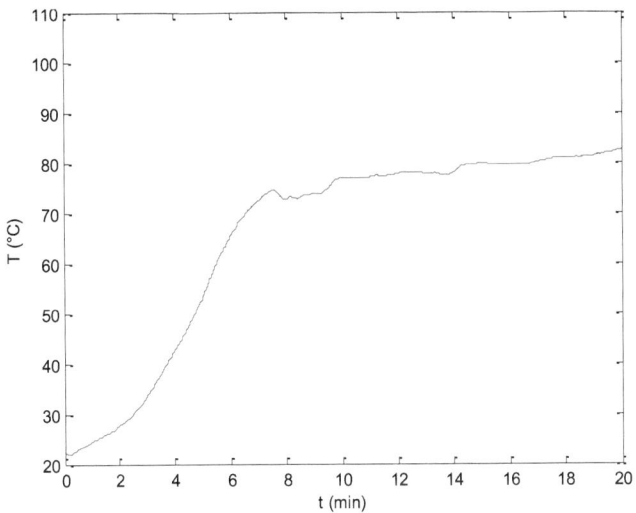

Abbildung 25: Aufgezeichnete Temperaturkurve der Thermosonde

4.2 Auswertung der in-vivo Versuche

4.2.1 Ergebnisse der MR-Fluoroskopie

Die Leberpunktion mit anschließender Positionierung des LITT-Applikators unter MR-fluoroskopischer Sicht konnte leicht reproduzierbar durchgeführt werden. Die für die Punktion verwendete 18 Gauge Punktionsnadel aus Titan erzeugte während der schnellen MR-Bildgebung (verwendete Sequenz: BTFE TE/TR = 7/2,5 ms, FA = 30°, FOV = 200 x 200 mm, Matrix = 100 x 100, Voxel size = 2 x 2 x 8 mm, Dynamic scan time = 1 s) einen gut sichtbares Nadelartefakt (Abb. 26), welches für eine exakte Positionierung des Laserapplikators im Gewebe als angemessen erachtet werden konnte.

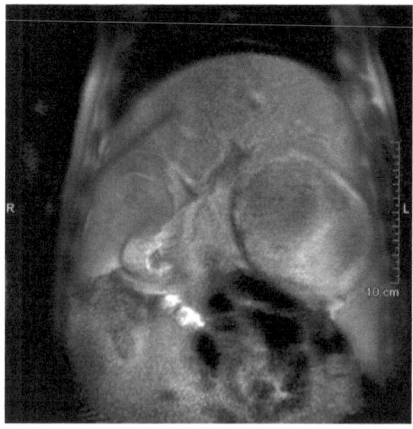 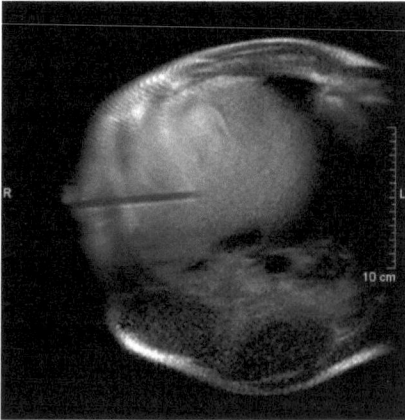

Abbildung 26: Koronare und axiale Darstellung des Nadelartefaktes in der Leber des Tieres mit fluoroskopischer Sequenz

Über eine MR-kompatible Maus und zwei sich im MR-Raum befindliche Monitore, die die erzeugten MR-fluoroskopischen Bilder anzeigten, war es dem punktierenden Arzt möglich, zwischen einer koronaren und axialen Schicht selbst hin und her zu schalten und somit die Progression der Nadel in das Lebergewebe unmittelbar zu steuern (Abb. 27).

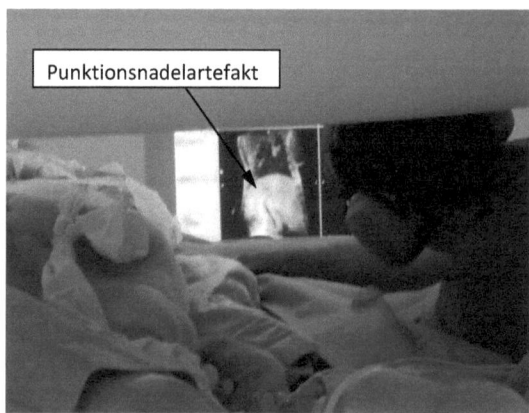

Abbildung 27: Online Punktion der Schweineleber unter MR-fluoroskopischer Sicht im oMRT (Knobloch G. 2009, selbst erstellte Abbildung)

Probleme während der Punktion bereitete hingegen die genaue Darstellung der anatomischen Lappengrenzen der Schweineleber. Dies führte in 3 von 6 durchgeführten Leberpunktionen zu einer suboptimalen Applikatorpositionierung mit zum Teil in die freie Bauchhöhle ragenden Applikatorspitzen. Die fehlerhafte Positionierung der Kathetersysteme konnte in den MR-Bildern nicht als solche beobachtet werden. Bei der postinterventionellen Inspektion des getöteten Tieres wurden dann kleinere Blutungen beziehungsweise Blutkoagel im Situs nachgewiesen. Die aufgetretenen Probleme bei der Punktion lassen sich neben der schwer überschaubaren Anatomie der 4-fach gelappten Schweineleber auch aus der ungenügenden Punktionserfahrung des Arztes erklären.

4.2.2 Ergebnisse der MR-Thermometrie

Tier 1

In den zwei am ersten Tier durchgeführten Versuchen wurden pro Versuch jeweils 2 LITT-Ablationen zeitgleich, mit je einem 9F und einem 6F Applikator, durchgeführt (siehe Punkt 3.2.5). Die Bildakquisition erfolgte alle 30 Sekunden während der expiratorischen Plateauphase. Das Monitoring des ersten Versuches erfolgte mit einer atemgetriggerten T1w 10 ms GRE-Sequenz. Die Pfeile in Abbildung 28 kennzeichnen die Lage der Applikatorspitze des 9F Applikators in der Leber des Tieres, beziehungsweise auch den Ort der Nekroseentstehung. Während der LITT-Ablation bei 22 Watt für 20 Minuten (entspricht 7,3 Watt/cm aktiver Zone, Gesamtenergie: 26,4 kJ) zeigte das online- Monitoring der Amplitudenbilder (Abb. 28 unten) mit der 10 ms GRE keinen eindeutig sichtbaren Signalabfall über dem Bereich der aktiven Zone des Applikators im Sinne eines T1-Effektes. Lediglich in der postinterventionell durchgeführten farbkodierten Darstellung mit Hilfe des Temperaturmapping Tools „RealTI" gelang eine adäquate Darstellung der Temperaturänderung und somit ein Monitoring der Größenzunahme der Gewebsnekrose. Jedoch zeigte auch die farbkodierte Visualisierung des ersten Versuches (Darstellung anhand der Änderung der Protonenresonanzfrequenz) eine hohe Anfälligkeit gegenüber Bewegungs- und Suszeptibilitätsartefakten. Das mittlere Bild von Abbildung 28 zeigt die besonders durch die Bewegung der inneren Organe (Magen-, Darm- und Herzbewegung) hervorgerufenen Artefakte, welche trotz Atemtriggerung der Sequenz zu einer Beeinträchtigung der Bildqualität führten.

Ergebnisse

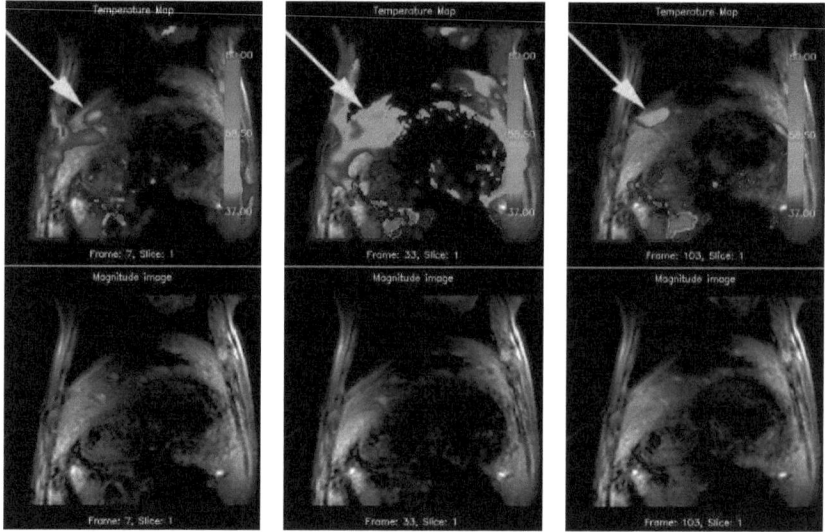

Abbildung 28: Tier 1- Versuch 1 des in-vivo Temperaturmappings, coronare Darstellung des Tiersitus (farbkodierte Darstellung oben, T1w Amplitudenbilder unten): links: nach 2 Minuten, mitte: nach 10 Minuten. rechts: nach 20 Minuten Ablatonsdauer

Für das Monitoring des zweiten Versuches wurde eine atemgetriggerte 15 ms GRE-Sequenz verwendet. Nach der Positionierung beider Applikatoren in der Leber wurde die LITT hier bei einer effektiven Leistung von 24 Watt für 20 min durchgeführt (entspricht 8 Watt/cm aktiver Zone, Gesamtenergie: 28,8 kJ). Das MR-thermometrische Monitoring des 6F Applikators während der Intervention zeigte in den Amplitudenbildern (unten links in beiden Bildern der Abb. 29) eine gut verifizierbare Signalverlustzone über dem Gebiet der entstehenden Gewebsläsion. Diese Zone erreichte am Ende des Versuches eine Ausdehnung von circa 3,8 x 1,6 cm (entspricht einem Volumen von 5,09 cm^3). In der postinterventionell durchgeführten Temperaturmapping Tool („RealTI") Auswertung konnte sowohl eine deutliche Phasenverschiebung in den Phasenbildern (unten rechts in beiden Bildern der Abb. 29), als auch eine weniger Artefakt beladene farbkodierte Darstellung des Temperatureffektes nachgewiesen werden. Anhand der MR-Phasenbilder wurde in der Peripherie der Koagulationsnekrose ein Temperaturanstieg im Gewebe auf circa 70°C detektiert.

Ergebnisse

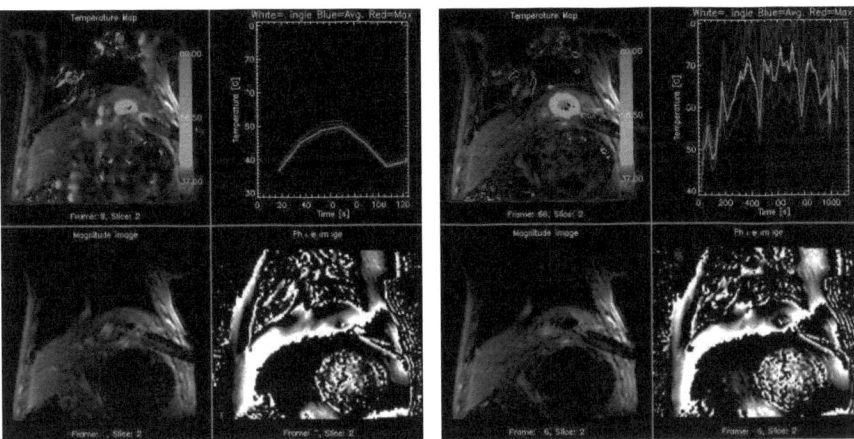

Abbildung 29: Tier 1- Versuch 2 des in-vivo Temperaturmappings, coronare Darstellung des Tiersitus: links: nach 2 Minuten, rechts: nach 20 Minuten Ablationsdauer; Bildaufteilung: oben links=farbkodierte Darstellung des Temperatureffektes, oben rechts=Temperaturkurve, unten links=T1w Amplitudenbild, unten rechts=Phasenbild

Tier 2

Aufgrund der guten Sichtbarkeit des T1-Effektes unter Verwendung der 15 ms GRE-Sequenz wurde diese für das weitere Monitoring der noch folgenden LITT-Anwendungen beibehalten. In den im 2. Versuchstier durchgeführten LITT-Ablationen erfolgte pro Versuch jeweils nur eine Ablation mit einem 6F Applikator. Diese wurden auf effektive Leistungen von 26 Watt (Versuch 1: 8,7 Watt/cm aktiver Zone, Gesamtenergie: 31,2 kJ), beziehungsweise 28 Watt (Versuch 2: 9,3 Watt/cm aktiver Zone, Gesamtenergie: 33,6 kJ) eingestellt. Die Ablationszeit betrug wiederum 20 Minuten (siehe Punkt 3.2.5). Der T1-Effekt war während beider Intervention wiederum gut sichtbar und die Progression der LITT-Ablation konnte online gut überwacht werden. Auch in der postinterventionell durchgeführten farbkodierten Darstellung konnte der Temperaturanstieg im Gewebe adäquat dargestellt werden (Abb. 30).

Ergebnisse

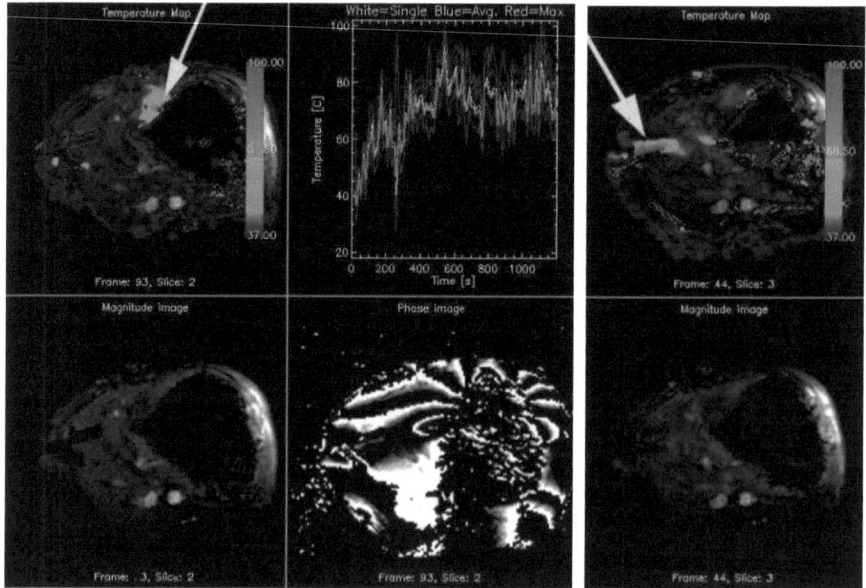

Abbildung 30: Tier 2- Versuch 1 (links) und Versuch 2 (rechts).
Bildaufteilung der linken Abb.: oben links=farbkodierte Darstellung des Temperatureffektes, oben rechts=Temperaturkurve, unten links=T1w Amplitudenbild, unten rechts=Phasenbild.
Bildaufteilung der rechten Abb.: oben=farbkodierte Darstellung des Temperatureffektes, unten=T1w Amplitudenbild

4.2.3 Auswertung der Katheterstabilität und der Systemdrücke

Die durchgeführten LITT-Interventionen bei 22 und 24 Watt mit 20-minütiger Ablationsdauer konnten ohne das Auftreten einer Leckage im Kathetersystem durchgeführt werden. Es konnten ebenfalls keinerlei Karbonisierung im Gewebe beziehungsweise karbonisierte Einschmelzungen am Kathetermaterial festgestellt werden. Die Systemdrücke lagen, entsprechend denen der ex-vivo Testreihe, zwischen 3 und 5 bar für das 6F Kathetersystem und bei circa einem bar für das 9F System. Im Verlauf der Messungen kam es zu keinem wesentlichen Druckabfall im Kühlkreislaufsystem. Die parallele Durchführung zweier LITT-Interventionen im offenen MRT ließ sich problemlos bewerkstelligen. Jedoch erfolgte das Monitoring stets nur von einer der beiden Ablationen. Die bei 26 und 28 Watt durchgeführten in-vivo Versuche führten zu einer ausgeprägten Karbonisierung des distalen Applikators und dem Auftreten eines Lecks im äußeren Hüllkatheter. Auch bei diesen Versuchen konnte jedoch kein eindeutiger Druckabfall am Digital-Manometer nachgewiesen werden, so dass die aufgetretenen Komplikationen erst nach der

Beendigung des Versuches, bei der Begutachtung der inneren Organe des Tiersitus, auffällig wurden. Somit ergab sich keine erhöhte energetische Applikatorbelastbarkeit durch den hepatischen Kühleffekt und der Grenzwert für die maximale Belastbarkeit des 6F Kathetersystems verblieb bei einer effektiven Leistung von 24Watt.

4.2.4 Auswertung der makroskopischen in-vivo Präparate

Bei der Beurteilung der erzeugten in-vivo Gewebsveränderungen konnte eine typische Dreischichtung des Läsionsquerschnittes, wie sie in den ex-vivo Gewebsnekrosen beobachtet wurde, nicht reproduziert werden. Hingegen ergaben sich, bedingt durch die Organperfusion, deutlich kleinere Nekrosen mit weniger homogen konfigurierten Läsionsrändern und deutlichem peripheren Einblutungssaum (Transitionalzone). Abbildung 31 zeigt die aus dem ersten Versuch bei 22 Watt entstandene Gewebeläsion. Die unregelmäßige Konfiguration der Nekrosen ist bedingt durch sich in der Nähe befindliche Gefäße und Kapillaren, welche zur Thermodeletion über den Blutstrom führen („heat-sink" Effekt). Dieser unerwünschte Effekt kann bei der Behandlung von Tumoren zu einer inkompletten Ablation maligner Zellen im Bereich um Gefäße führen und die Ursache für einen Tumorrezidiv darstellen (57).

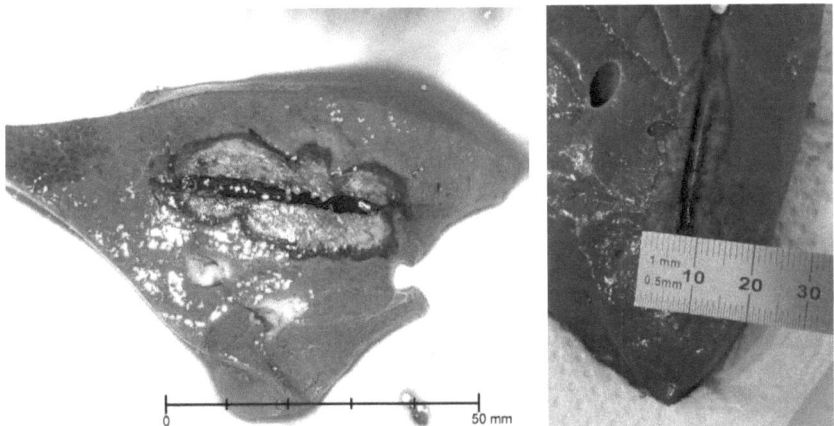

Abbildung 31: Nekroszonen mit peripherem Einblutungssaum nach in-vivo LITT bei 22 Watt und 20 Minuten mit dem 6F (links) und 9F (rechts) Kathetersystem (Knobloch G. 2009, selbst erstellte Abbildung)

Ergebnisse

Die Vermessung der in-vivo Koagulationsnekrosen erfolgte, entsprechend der histologischen Ergebnisse zur Bestimmung der irreversibel thermisch geschädigten Grenze, inklusive der äußeren Transitionalzone (roter Randsaum; siehe Punkt 4.2.5: Ergebnisse der NTB-Färbung). Da für eine spätere vollständige Tumordestruktion der schmalste axiale/radiale Koagulationsnekrosendurchmesser entscheidend ist, wurden die Läsionsdurchmesser an ihrer jeweils schmalsten Stelle ermittelt. Der mit dem 9F-Kathetersystem im ersten Versuch bei 22 Watt für 20 Minuten erzielte radiale und axiale Nekrosedurchmesser betrug 1,3 x 4,2 cm. Daraus ergibt sich ein errechnetes Läsionsvolumen von 3,72 cm³. Bei gleichen Einstellungen erzielte das 6F Kathetersystem einen radialen und axialen Läsionsdurchmesser von 1,4 x 3,8 cm, was einem Volumen von 3,90 cm³ entspricht (Abb. 31). Bei 24 Watt für 20 Minuten ergab sich für das 6F Kathetersystem eine Nekrosegröße von 1,2 x 4,5 cm (3,39 cm³). Die Läsion des 9F Applikators konnte aufgrund der fehlerhaften Positionierung für 24 W nicht vermessen werden. Die bei 26 bzw. 28 Watt für 20 Minuten durchgeführten Versuche führten zu einer Leckage im Kathetersystem. Obwohl die Größe der Koagulationsnekrosen aufgrund der ungünstigen Lage der Kathetersysteme hier nur geschätzt werden konnten, ließen sich doch eine bessere Homogenität der Läsionsränder sowie ein deutlicher Größenzuwachs erkennen.

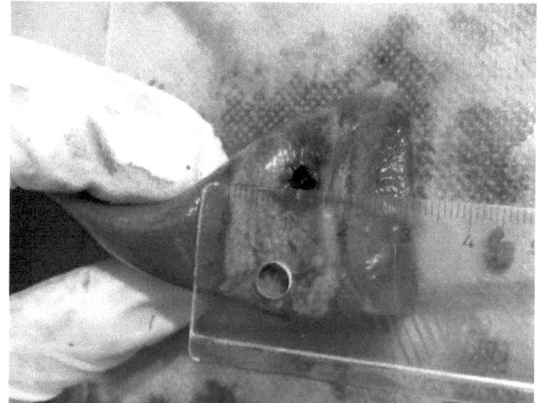

Abbildung 32: Nekrosezone mit peripherem Einblutungssaum nach in-vivo LITT bei 28 Watt und 20 Minuten mit dem 6F Kathetersystem (Knobloch G. 2009, selbst erstellte Abbildung)

4.2.5 Auswertung der mikroskopischen in-vivo Präparate

HE-Färbung

Bei der Betrachtung der HE-Präparate unter dem Mikroskop konnten deutliche Veränderungen der Zellstruktur im Bereich des geschädigten Gewebes festgestellt werden. So erschien das Gewebe deutlich aufgelockert. Die Zellgrenzen der Hepatozyten ließen sich teilweise nicht mehr deutlich abgrenzen, während das Zytoplasma vakuolige Veränderungen zeigte. Trotz erhaltener Kernzeichnung stellten sich die Zellkerne und das Zytoplasma im geschädigten Gewebe dunkler und blickdicht dar, was sich durch die Denaturierung von Zellproteinen erklären lässt. Die Nucleoli erschienen im Vergleich zum normalen Lebergewebe verblasst.

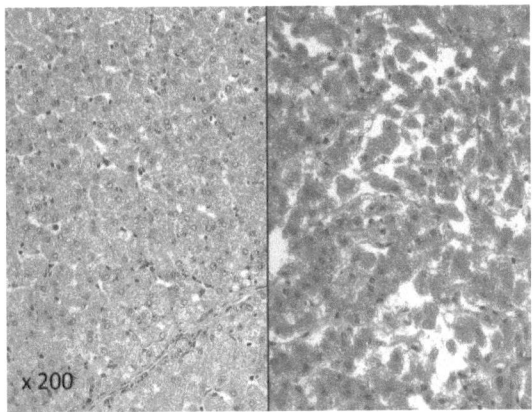

Abbildung 33: links: normales Lebergewebe des Schweins in HE-Färbung, rechts: hyperthermisch geschädigtes Lebergewebe mit teilweise aufgelösten Zellgrenzen und intrazellulärer Vakuolenbildung
(200-fache Vergrößerung unter dem Lichtmikroskops)
(Knobloch G, Noske A. 2009, selbst erstellte Abbildung)

In unmittelbarer Applikatornähe zeigte sich unter dem Mikroskop deutlich eine dunkle, unscharfe Schrumpfung der Hepatozyten, mit pyknotischer Umwandlung der Zellkerne (Karyorhexis) und einer eosinophilen Degeneration der Zellen (Abb. 34).

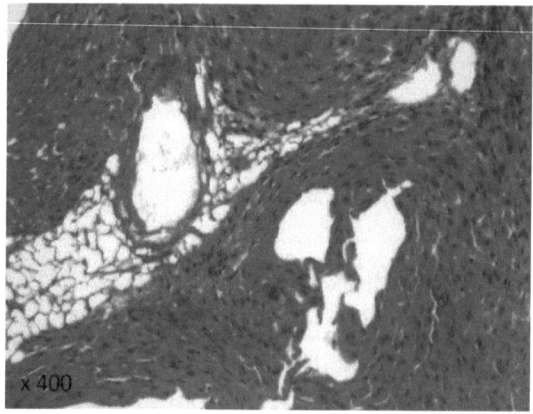

Abbildung 34: HE-Färbung der Hepatozyten in unmittelbarer Applikatornähe (400-fache Vergrößerung unter dem Lichtmikroskop) (Knobloch G, Noske A. 2009, selbst erstellte Abbildung)

P-Nitrotetrazoliumblau (NTB)-Färbung

Das Hauptanliegen dieser Färbung galt der Überprüfung der definitiven Zerstörung der Leberzellen in den peripheren Grenzbereichen der induzierten Koagulationsläsionen. In den angefertigten Färbungen konnte eine scharfe Grenze zwischen noch vitalen und irreversibel geschädigten Leberzellen nachgewiesen werden. Die thermische Denaturierung der zellulären Proteine führte zum Funktionsverlust der hepatischen NADH-Dehydrogenase. Da dieses Protein als Koenzym für die chemische Reaktion dieser Färbung dient, sind folglich nur vitale Zellen blau angefärbt. Zellen mit denaturierten Eiweißen, stellen sich hingegen nicht gefärbt (weiß) dar.

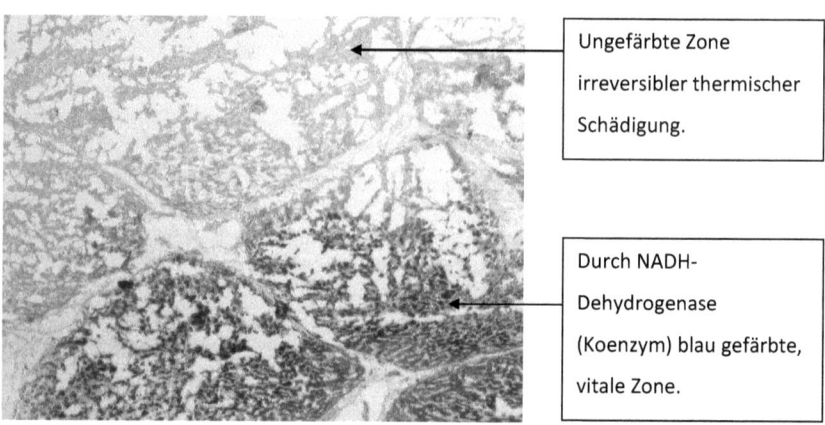

Abbildung 35: NTB-Färbung (Lichtmikroskopie; 200x Vergrößerung) (Knobloch G, Noske A. 2009, selbst erstellte Abbildung)

Ergebnisse

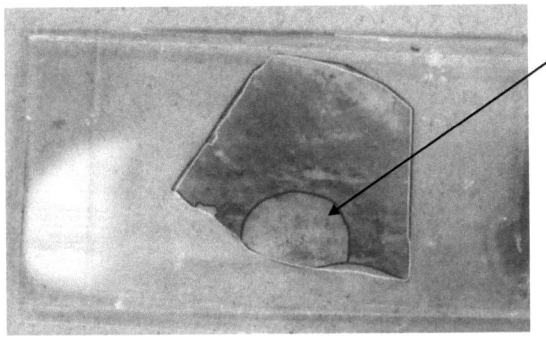

Rötlich-hämorrhagische periphere Transitionalzone mit in der Makroskopie fraglich geschädigten Zellen.

Abbildung 36: Durch das Übereinanderlegen zweier Objektträger mit je einem gefärbten (blaue Begrenzungslinie) und einem ungefärbten Schnittpräparat desselben Gewebeblocks (weiße Linie) wird deutlich, dass sich die rote Transitionalzone des ungefärbten Präparates innerhalb der thermisch zerstörten farblosen Zone des NTB-gefärbten Schnittes befindet.
(Knobloch G. 2009, selbst erstellte Abbildung)

Bedingt durch die Färbung ging die Sichtbarkeit des peripheren hämorrhagischen Saumes (Transitionalzone) verloren. Durch die Gegenüberstellung eines noch ungefärbten Schnittes mit einem NTB-gefärbten Schnitt konnte jedoch eindeutig nachgewiesen werden, dass sich diese rötlich-hämorrhagische Transitionalzone noch innerhalb des ungefärbten, also irreversibel geschädigten, Bereiches befand. Aus diesem Ergebnis kann geschlussfolgert werden, dass auch die peripheren Zellen der Koagulationszone einen irreversiblen thermischen Schaden erlitten haben. Dies wiederum rechtfertigt die Einbeziehung dieser Transitionalzone in die makroskopische Vermessung der Nekrosezonen.

5 Diskussion

5.1 Potentielle Fehlerquellen bei der Durchführung

Potentielle Fehlerquellen in der Versuchsdurchführung ergeben sich hauptsächlich aus einer inexakten Präparation der Schweinelebern. So konnten die entstandenen Koagulationsnekrosen nicht sachgemäß vermessen werden, wenn der Laserapplikator vor der Ablation in einem zu kleinen Leberlappen platziert wurde. Wurde die induzierte Nekrose nicht in der Ebene des Stichkanals vermessen, hätte dies zur Verfälschung der Größenbeurteilung der Läsion führen können. Die Nekrose wäre dann zu klein vermessen worden. Es wurde aus diesem Grund auf den exakten Anschnitt der Nekrose in der Ebene des Stichkanals geachtet. Im Laufe des Laserbetriebs kann es am distalen Ende des Applikators zu Leistungsverlusten kommen. Aus diesem Grund ist die konsequente Verwendung des TT-Tests (siehe Punkt 3.1.5), zur Bestimmung der effektiv abgestrahlten Laserleistung vor jeder LITT-Ablation von besonderer Wichtigkeit. Trat im Laufe eines Versuches eine Leckage im Kathetersystem auf, welche einen Austritt von Kühlflüssigkeit verursachte, konnte dies durch eine Auflockerung des mit Kühlwasser infiltrierten Gewebes sowie veränderten optischen Gewebeeigenschaften zu einer erhöhten Eindringtiefe des Lasers in das Gewebe führen und eine Vergrößerung des Koagulationsvolumens herbeiführen. Bei der Applikation hoher Leistungen, mit resultierender Karbonisation und Vaporisation des Gewebes, konnte es zur Entstehung erheblicher Gasansammlungen kommen, die einen Druck im Gewebe aufbauten und sich unter Umständen durch das Platzen des Gewebes entluden. Auch dies könnte zu einer Verfälschung der ursprünglichen Läsionsgröße führen. Deswegen wurden in beiden genannten Fällen, beim Auftreten einer Kühlwasserleckage oder dem Platzen von Gasblasen, die induzierten Koagulationsnekrosen aus der weiteren Auswertung ausgeschlossen. Bei einer hilusnahen Punktion besteht eine erhöhte Gefahr, dass sich große Lebergefäße in unmittelbarer Nähe zum Kathetersystem befinden, die die Ausdehnung der Koagulationsnekrose beeinflussen und somit die Reproduzierbarkeit der Ergebnisse erschweren. Eine hilusnahe Punktion wird aus diesem Grund vermieden. Zudem stellten die unsachgemäße Bedienung des Lasers sowie Fehler bei der Vorbereitung und Handhabung des LITT-Applikators potentielle Fehlerquellen dar. Dazu zählen unter anderem die unzureichende Spülung des Kathetersystems oder die falsche Platzierung des Lichtwellenleiters im Kathetersystem aber auch die Verwendung eines unpassenden Steckadapters für die optische Einkopplung des Lichtwellenleiters an den Laser (siehe Punkt 3.1.3). Der verwendete Lichtwellenleiter muss eine größere bzw. gleich große NA wie der Laser aufweisen. Sollte ein Lichtwellenleiter mit einer kleineren Numerische Apertur (NA) als der Laser ausgestattet sein, so wird bei der Inbetriebnahme des Lasers die vom Laser emittierte Laserstrahlung nicht korrekt in den Lichtwellenleiter eingekoppelt und dieser dadurch zerstört. Dies bedeutet eine Gefahr für den Patienten und den Anwender!

Aufgrund von Fertigungstoleranzen bei dem 6F Kathetersystem und den auftretenden Pendelvolumina der Rollenpumpe können die gemessenen Systemdrücke nicht eindeutig interpretiert werden. Unter Umständen kann dies dazu führen, dass aufgetretene Leckagen im Kühlkreislaufsystem erst nach der Beendigung einer Ablation festgestellt werden.

5.2 Leistungsbereiche alter und neuer Applikatormodelle

Die frühen ungekühlten Modelle der Laserapplikatoren waren in ihrer klinischen Anwendung noch beschränkt, da sie nur bis zu einer effektiven Leistung von 6 Watt und einer maximalen Applikationszeit von 20 bis 22 Minuten energetisch belastbar waren. Dadurch konnten mit einem einzelnen Applikator ex-vivo lediglich Koagulationsnekrosen mit einem maximalen Durchmesser von circa 2 cm und einem maximalen Ablationsvolumen bis 4,2 cm³ (5,5 W für 20 min) erreicht werden (10, 243). Die Verwendung höherer Leistungen oder längerer Applikationszeiten führten zur Karbonisierung des Gewebes und konsekutiver Zerstörung des Laserapplikators (244). Unter Einbeziehung eines Sicherheitsabstandes von 5 bis 10 mm, lag die Grenze der abladierbaren Tumorgröße lediglich bei einem Durchmesser von ≤ 1cm.

Mit der klinischen Etablierung des 9F Applikatorsets mit einem zusätzlichen geschlossenen Kühlsystem wurde es möglich, hohe Leistungen von circa 10 Watt pro cm aktiver Zone in das Gewebe zu applizieren. Vogl et al. (244) zeigten bei ihren ex-vivo Versuchsreihen am Schwein zur Testung des 9F Kathetersystems einen maximalen Nekrosedurchmesser von 4,8 cm (durchschnittlich 4,3 ± 0,5 cm) und einen durchschnittliches Nekrosevolumen von 22,4 cm³ bei Leistungen bis 30 W über 20 Minuten. Verwendet wurde hier ein Lichtwellenleiter mit einer aktiven Zone von 2,5 cm (12 W/cm aktiver Zone) und ein Kühlmittelfluss von 60 ml/min. In ersten in-vivo Anwendungen am Patienten beschreiben Vogl et al. anhand der MR-Bildgebung ermittelte durchschnittliche Nekrosedurchmesser von 3,3 ± 1,4 cm (244). Die maximal applizierte Leistung lag bei diesen in-vivo Ablationen allerdings unterhalb einer der Grenze von 30 Watt. Genauere Angaben zur Ablationsdauer, den erreichten Ablationsvolumina oder den radialen Durchmessern

Diskussion

(kürzere Achse) werden nicht angegeben. Im Gegensatz dazu ergaben die hier durchgeführten ex-vivo Testungen des 9F Kathetersystems mit dem verwendeten 3 cm langen Streukörper, bei einer effektiven Leistung von 30 Watt über 20 Minuten (10 W/cm aktive Zone) einen maximalen axialen Nekrosedurchmesser von 5,1 cm (durchschnittlich 4,8 ± 0,1 cm), einen maximalen radialen Durchmesser von 3,9 cm (durchschnittlich bei 3,7 ± 0,3 cm), sowie ein durchschnittliches Ablationsvolumen von 35,8 cm³. Das Nekrosevolumen bei einer Ablationsdauer von 18 Minuten lag mit durchschnittlich 36,5 cm³ noch leicht über dem Ergebnis von 20 Minuten. Ein direkter Vergleich der erzielten Ergebnisse ist, aufgrund der uneinheitlichen Methodik und Darstellung der Ergebnisse früherer Arbeiten, nur bedingt möglich. Auch die genaue Methodik der Läsionsvermessung (mit oder ohne Einschluss der Transitionalzone) wird aus vielen veröffentlichten Arbeiten nicht ersichtlich. Da anhand der histologischen Begutachtung der in-vivo Präparate gezeigt werden konnte, dass die Zellen innerhalb dieses hämorrhagischen Saumes ebenfalls irreversibel geschädigt sind, wurde die Transitionalzone (hämorrhagischer Randsaum) mit in die Vermessung der Nekrosezonen eingeschlossen. Bei den Vermessungen der ex-vivo Nekrosen konnte der nur schwach vorhandene Saum durch einfaches Betupfen mit einem Zellstoff beseitigt werden und die Koagulationszone danach scharf abgegrenzt und vermessen werden.

In einer in-vivo Studie von de Jode et al. (245) an 12 Patienten mit primären und sekundären Lebertumoren werden durchschnittliche Nekrosedurchmesser von 3 cm und maximale Durchmesser von 5 cm pro verwendetem LITT Applikator beschrieben. Über die Größe der radialen Durchmesser finden sich auch in dieser Arbeit keine Angaben.

Vogl et al. geben den mit einem einzelnen herkömmlichen 9F LITT-Applikator erzeugbaren Nekrosedurchmesser als annähern kugelförmigen Läsion von 2 bis 2,5 cm an (39). In einer weiteren Arbeit von Vogl et al. werden in-vivo Nekrosedurchmesser von bis zu 7 cm durch die Verwendung von Multiapplikator- und „pull-back" Techniken und Laserleistungen von bis zu 40 Watt beschrieben (9).

Seit der Einführung des 9F Kathetersystems wurden derweilen weiter miniaturisierte Modelle auf dem Markt vorgestellt. Das von Hosten et al. an Lungengewebe sowie Puls et al. 2003 beschriebene Microkathetersystem (Monocath®) bestand aus einem 5,5 F (1,8 mm Durchmesser) Teflonkatheter mit distal geöffnetem Kühlsystem (94, 246). Puls et al. führten an 28 Patienten MR-gesteuerte LITT-Interventionen mit dem Microkathetersytem durch. Bei einer Leistung von 15 Watt über 20 Minuten (18 kJ) und einem Kühlmittelfluss von 0,75 ml/min konnten dabei in-vivo

Diskussion

Nekrosevolumina von 23,9 ml erreicht werden (246). Verwendet wurden Lichtwellenleiter mit einer aktiven Zone von 2 beziehungsweise 3 cm. Genauere Angaben zu den axialen und radialen Durchmessern, bzw. den für die ex-vivo Versuche verwendeten Streukörperlängen wurden nicht gemacht. Obwohl das in diesen Studien verwendete 5,5 French LITT-Kathetersystem durch seinen geringen Durchmesser besticht, so ist doch der Austritt von Kühlflüssigkeit in das tumoröse Gewebe ein eher unerwünschter Effekt, da er die Gefahr einer Verschleppung von Tumorzellen durch das Kühlmittel in sich birgt und zum Teil beträchtliche Mengen an Flüssigkeit in das Gewebe infundieren. Ein ähnlich miniaturisiertes Applikationssystem mit geschlossenem Kühlsystem wäre deswegen erstrebenswert.

Der im Rahmen dieser Arbeit vorgestellte 6F Applikator mit geschlossenem Kühlsystem stellt eine platzoptimierte Version des kommerziellen 9F Kathetersystems dar. Durch seine Miniaturisierung ermöglicht er den schonenderen Zugang zum Zielgewebe und umgeht dabei das bei offenen Systemen gefürchtete Risiko der Tumorzellverschleppung. Bei seiner Erprobung konnte ein Grenzwert für die thermische Belastbarkeit des 6F Systems eindeutig ermittelt werden. Im Vergleich zu seinem 9F-Vorgängermodell zeigte das Miniatursystem eine um 2 Watt/cm aktiver Zone verminderte Belastbarkeit hinsichtlich der oberen Leistungsdichte. Demzufolge konnten mit diesem System nur geringere Leistungen und entsprechend geringere Gesamtenergien in das Gewebe appliziert werden. Unter maximaler Belastung liegt das ermittelte mittlere Ablationsvolumen des 6F Kathetersystems (33 cm³) ca. 3,5 cm³ (Faktor 0,9) unter dem ermittelten Referenzvolumen des 9F Kathetersystems (36 cm³). Da bei der Anwendung der LITT das maximal erzielte Ablationsvolumen von großem Interesse ist, weist das 9F Kathetersystem hinsichtlich dieser Eigenschaft einen Vorteil gegenüber dem 6F Kathetersystem auf. Bei identischen Leistungen bis zu 8 Watt pro cm aktiver Applikatorlänge und Ablationszeiten bis zu 20 Minuten besteht bezüglich der Nekrosegrößen beider LITT-Kathetersysteme jedoch kein signifikanter Unterschied ($p \leq 0,05$). Aus der beobachteten Streuungszunahme der Messergebnisse bei hohen Energiebeträgen (siehe Punkt 4.1.3: Bland-Altman-Diagramm) resultiert eine verminderte Vorhersagbarkeit bzw. Genauigkeit der Nekrosegrößen mit steigender Energiezufuhr. Die Zunahme der Schwankungsbreite bei steigenden Energiebeträgen lässt sich durch eine Reihe von möglichen Einflussfaktoren bzw. Fehlerquellen erklären:

- Ein zunehmender Abtransport von Wärme über die Lebergefäße führt je nach Anzahl und Lage der Gefäße zu unterschiedlichsten Nekroseausdehnungen → daraus können sich wiederum Ungenauigkeiten bei der Läsionsvermessung ergeben.
- Zunehmende Leistungsverluste und Schwankung der effektiv emittierten Laserstrahlung durch die Laserfaser.
- Andere gewebsspezifische Parameter (Zusammenhänge der komplexen Laser-Gewebe-Wirkung → siehe Punkt 2.2.1).

Das Ziel der **in-vivo** Versuchsreihen war die Überprüfung der Durchführbarkeit der LITT im offenen Hochfeld-MRT. Ein Vergleich zwischen den Nekrosegrößen der ex- und in-vivo Versuche gehörte nicht zum Ziel dieser Versuchsreihen und ist, bedingt durch die geringe Anzahl der in-vivo Messungen (eine Messung pro eingestellter Lasereinstellung) sowie durch die zum Teil nicht genau vermessbaren in-vivo Läsionsdurchmesser auch in keiner ausreichenden Genauigkeit möglich. Eine Erhöhung der effektiven Leistung für das 6F Kathetersystem auf 26 beziehungsweise 28 Watt führte in den in-vivo Versuchen trotz des hepatischen Kühleffektes zu einer Beschädigung des äußeren Hüllkatheters und dem Auftreten einer Leckage im Kühlsystem. Somit reichte der durch die Perfusion hervorgerufenen „heat-sink" Effekt nicht aus, um das Kathetersystem vor einer Überhitzung zu schützen. Der Grenzwert für die maximale Applikatorbelastbarkeit des 6F-Systems bleibt somit auch nach den in-vivo Versuchen bei einer effektiven Leistung von 24 Watt (8 W/cm aktiver Zone).

5.3 Ursachen der verminderte energetische Katheter-Belastbarkeit

Aufgrund des geringeren Durchmessers des 6F Kathetersystems (d~2 mm) im Vergleich zum 9F System (d~3 mm) resultiert eine verminderte „Wirkungsoberfläche". Diese Oberfläche bezieht sich auf denjenigen Teil des Kathetersystems, an dem die aktive Zone des Lichtwellenleiters liegt (l = 3 cm). Nach der Formel für einen Zylinder ($A_M = \pi \times d \times l$) errechnet sich somit eine „Wirkungsoberfläche" von 1,88 cm² für das 6F Kathetersystem, beziehungsweise von 2,83 cm² für das 9F Kathetersystem. Bedingt durch die verminderte Oberfläche des 6F Kathetersystems im Verhältnis zum 9F System kommt es zum Auftreten erhöhter Leistungsdichten um den Bereich der aktiven Zone des Applikators. Die Leistungsdichte, die zwischen Kathetersystem und Gewebe auftritt, wird näherungsweise über die effektive Leistung, dividiert durch die Oberfläche des

Diskussion

Kathetersystems, ermittelt. Bei einer effektiven Leistung von 24 Watt betragen die Leistungsdichten für das 6F Kathetersystem demnach 12,77 W/cm². Im Gegensatz dazu treten bei dem 9F Kathetersystem bei gleicher effektiver Leistung, Leistungsdichten von 8,48 W/cm² auf. Die Leistungsdichten des 9F Kathetersystems bei effektiven 30 Watt (Maximum entsprechend der Herstellerangaben) liegen bei 10,6 W/cm². Dieser Wert liegt noch immer deutlich unter den Leistungsdichten, wie sie für das 6F Kathetersystem bei einer effektiven Leistung von 24 Watt auftreten (12,77 W/cm²).

Tabelle 7: Leistungsdichten im Bereich der aktiven Zone des 6F und 9F Kathetersystems bei applizierten Leistungen von 22, 24 und 30 Watt (grau markiert: max. Leistungsgrenze)

	6F	9F
22 Watt	11,70 W/cm²	7,77 W/cm²
24 Watt	12,77 W/cm²	8,48 W/cm²
30 Watt	15,96 W/cm²	10,6 W/cm²

Über den Verlauf einer 20-minütigen Ablation ergeben sich aus der Leistungsdichte des 6F Kathetersystems somit unmittelbar auch erhöhte Energiedichten (Leistung x Zeit/cm²) um den Bereich der aktiven Zone (Tab. 8).

Tabelle 8: Energiedichten im Bereich der aktiven Zone des 6F und 9F Kathetersystems nach 20 minütiger Applikation von 22, 24 und 30 Watt (grau markiert: max. Leistungsgrenze)

	6F	9F
22 Watt	14040 J/cm²	9324 J/cm²
24 Watt	15324 J/cm²	10176 J/cm²
30 Watt	19152 J/cm²	12720 J/cm²

Das Protoplasma biologischen Gewebes beginnt ab Temperaturen von 90 bis 100°C zu vaporisieren. Dieser Prozess beginnt mit der hitzebedingten Austrocknung und Schrumpfung des Gewebes, gefolgt von einem raschen Temperaturanstieg auf mehrere hundert Grad Celsius. Daraufhin karbonisiert und vaporisiert das Gewebe (63), so dass das Auftreten hoher Leistungsdichten in unmittelbarer Applikatornähe, aufgrund veränderter Streuungs-, Penetrations- und optischer Eigenschaften des karbonisierten Gewebes (247-249) zu einer Behinderung der Wärmekonduktion und dem Auftreten eines Wärmestaus führt. Der Nachweis ausgeprägter Gasentwicklung sowie Arealen karbonisierten Gewebes, mit Einschmelzungen in den äußeren distalen Hüllkatheter, weisen auf die Entstehung von Temperaturen in unmittelbarer

Applikatornähe von über 300°C hin. In den Messversuchen konnte das Vaporisieren von Gewebe durch einen typischen Geruch wahrgenommen werden. Das für die Katheter verwendete Material, Teflon (PTFE), ist bis 300°C thermostabil. Bei Temperaturen oberhalb dieses Grenzwertes (327°C) geht das Material in einen hochviskösen Zustand über, ohne dabei jedoch selbst zu verbrennen (250). Das zusätzliche Auftreten hoher Systemdrücke im 6F Kathetersystem von bis zu 5 bar konnte so zu einer Ausbeulung des äußeren Hüllkatheters führen. An der Stelle des geringsten Widerstandes (Stelle der höchsten Temperatur) strömt dabei die umspülende Kühlflüssigkeit aus dem Kathetersystem in das Gewebe. Da Lichtwellenleiter herstellungsbedingt eine nicht vollkommen homogene Abstrahlcharakteristik aufweisen (251), bilden sich die Leckagen im Kathetersystem erfahrungsgemäß an der Stelle der höchsten Temperatur („hot-spot"). Durch die Störanfälligkeit des 6F Kathetersystems oberhalb der ermittelten Leistungsdichte von 12,77 W/cm², wird die Herstellergarantie für die spätere klinische Anwendung voraussichtlich nur bis zu einer effektiven Leistung von 22 Watt gegeben werden. Dementsprechend sinken die Leistungsdichten auf einen Wert von ca. 11,7 W/cm² (Tab 8). Sie liegt weiterhin oberhalb des Grenzwertes wie er für das 9F Kathetersystem existiert.

5.4 Diskussion histologischer Ergebnisse

Die Ergebnisse der histologischen Auswertung entsprachen denen früherer Arbeiten zur Untersuchung der Laser-Gewebe-Wirkung. So konnte bei zum Teil intakter Zellmorphologie in der HE-Färbung ein vollständiges Absterben der Zellen auch in den Randbereichen der Koagulationsnekrosen anhand der NTB-Färbung gezeigt werden. Bereits Ritz et al. (248) konnten sowohl bei vollständiger (80°C über 1000 Sekunden) als auch bei mittlerer thermischer Koagulation (55°C über 1000 Sekunden) von Schweinleberproben in der HE-Färbung erhaltene Zell-Cluster mit einer verstärkten Anfärbbarkeit und Eosinophilie des Zytoplasmas und der Zellkerne nachweisen. Aufgrund der Ergebnisse der NTB-Vitalitätsfärbung wurde die Größe der Koagulationsnekrosen inklusive der Transitionalzone vermessen.

5.5 Möglichkeiten der Prozesskontrolle

Ein grundsätzlicher Nachteil aller lokalen Ablationsverfahren ist die fehlende Möglichkeit einer direkten Therapiekontrolle, da Präparate aus dem Ablationssitus zur histologischen Aufarbeitung nicht zur Verfügung stehen. Für den optimalen und sicheren Einsatz der thermischen

Diskussion

Ablationsverfahren ist eine präinterventionelle Dosimetrie wünschenswert, wie sie analog zur Bestrahlungsplanung in der Strahlentherapie eingesetzt wird, um vor der Behandlung, mit Kenntnis der Licht- und Temperaturausbreitung im Gewebe, die günstigsten Applikationsparameter für jede einzelne Therapie festlegen zu können. Entsprechende Dosimetriesimulaturen für die LITT sind bereits seit längerem auf dem Markt erhältlich. Sie berechnen die voraussichtliche Nekrosegröße anhand der optischen Gewebeparameter und der Eigenschaften des Laserlichtes (252, 253). Jedoch erfolgt die Kalkulation der Nekrosevolumina ohne Berücksichtigung der individuellen Gewebeeigenschaften, so dass bei gleichen Laser-Bestrahlungsparametern auch immer gleiche Schätzungen für die Läsionsgröße resultieren (10).

Prinzipiell bietet sich durch die Aufzeichnung der Systemdrücke die Möglichkeit der Prozesskontrolle des Verfahrens. Jedoch zeigen die hier gemachten Beobachtungen ein deutliches Verbesserungspotential im Bereich der Pumpentechnik. Durch die Unvollkommenheit der Rollenpumpe des Dornier Lasers, welche einen pendelnden Druckverlauf mit hohen Amplitudenschwankungen verursacht, können die gemessenen Systemdrücke nicht im ausreichenden Maße für die Prozesskontrolle herangezogen werden. Für die zuverlässige Detektion einer aufgetretenen Leckage wird eine Pumpe benötigt, die gleichmäßig konstante Drücke erzeugt und somit einen Druckabfall im System eindeutig interpretierbar macht. Aufgrund von Fertigungstoleranzen beim 6F Kathetersystem und den auftretenden Pendelvolumina der Rollenpumpe von circa 2 bar kann derzeit jedoch nur tendenziell auf das Auftreten einer Leckage geschlossen werden. Um die hohen Drücke im 6F Kathetersystem zu senken, wurden verschiedene Anstrengungen unternommen: So wurde versucht, die Wandstärke der Teflonkatheter herabzusetzen, um einen größeren Spülquerschnitt zu schaffen. Zwar konnten die Systemdrücke durch diese Modifikation leicht gesenkt werden, jedoch zeigten die Katheter dieser Bauart in den Testreihen eine wesentlich höhere Instabilität, so dass die Wandstärke auf ihren Ausgangswert zurückgesetzt werden musste. Durch das Absenken der Spülrate konnte eine geringfügige Senkung der Systemdrücke erreicht werden. Eine effektive Spülrate von 15 ml/min wurde als angemessen erachtet, um sowohl den Katheter und die Laserfaser vor einer zu starken Erhitzung zu schützen, als auch die Systemdrücke möglichst gering zu halten.

Eine weitere Möglichkeit zur Planung und Durchführung einer Prozesskontrolle während der LITT ist die Darstellung des Koagulationsvorganges mit Hilfe geeigneter bildgebender Verfahren. Der Ultraschall (US) ist eine ubiquitär verfügbare und kostengünstige Methode zur Darstellung

Diskussion

bestimmter Zielgewebe und Punktionsmaterialien. Seine gezielte Anwendung, inklusive der Darstellung individueller und pathologischer Strukturen sowie der Zielnavigation mit den Punktionsinstrumenten, kann sich in Einzelfällen jedoch schwierig gestalten (109). Die Entstehung von Gasblasen während einer thermischen Ablation kann zudem die Übersicht über den Ablationsvorgang stark einschränken. Durch den Einsatz neuer US-Kontrastmittel oder CT/MRT-US-Hybridsysteme, welche die erzeugten US-Bilder mit den komplexeren Bilddaten von CT oder MRT-Aufnahmen kombinieren, könnten zukünftig die Hindernisse des konventionellen Ultraschalls überwinden (109).

Im Gegensatz zum US bietet das CT den Vorteil der besseren Darstellung anatomischer Strukturen. Nachteilig wirken sich jedoch die hohe Strahlenbelastung, die leicht eingeschränkten Platzverhältnisse, der notwendige Einsatz von Kontrastmittel sowie die fehlende Darstellung thermischer Gewebeveränderungen aus, welche sich erst nach 12 bis 18 Stunden vollständig demarkieren (109). Das CT wird aus diesem Grund hauptsächlich zur Applikatorpositionierung sowie zur Follow-up Kontrolle nach thermischen Ablationsverfahren eingesetzt.

Das MRT ist das bislang einzige bildgebende Verfahren welches neben sehr guten Weichteilkontrasten die Darstellung thermischer Gewebeveränderungen anhand verschiedener Bildakquisitionsmethoden, direkt, nichtinvasiv und echtzeitnahe ermöglicht (209, 254). Limitierende Faktoren für den generellen Einsatz lokaler Thermoablationsverfahren im MRT sind die Notwendigkeit der MR-Kompatibilität aller Instrumente, die hohen Kosten sowie die begrenzten Raumverhältnisse konventioneller MRT-Tunnelsysteme (109).

5.6 Durchführung der LITT im oMRT

Aufgrund ihrer vollständigen MR-Kompatibilität bietet die LITT die Möglichkeit der Prozesskontrolle mit Hilfe der MR-Thermometrie. Es konnte in früheren Arbeiten bereits vielfach gezeigt werden, dass die MR-gestützte LITT unter Verwendung thermosensitiver Sequenzen valide und gut geeignet ist, um das Fortschreiten der thermischen Koagulation zu überwachen (3, 8, 9, 79, 80, 82, 86, 106, 208, 209, 223, 244, 246, 255, 256). Des Weiteren konnte gezeigt werden, dass interventionelle MRT-Systeme durch ihre offene Bauweise prinzipiell die Navigation zum Zielgewebe und das MR-gestützte Monitoring der LITT ermöglichen (10, 245, 257). Fiedler et al.

Diskussion

(10) konnten in ihrer Studie zur Durchführung der LITT in einem interventionellen 0,5 Tesla MRT-System (SIGNA SP, General Electric, Milwaukee, WI) die Machbarkeit der kombinierten Durchführung von fluoroskopisch-gestützter Zielnavigation und MR-thermometrischer online Kontrolle darlegen. Für die Navigation zum Zielgewebe verwendete die Gruppe sowohl die konventionelle MR-Bildgebung (RT T1w GRE), als auch interaktive Sequenzen. Die Navigation mit konventioneller Bildgebung war dabei, trotz relativ guter Bildauflösung, sehr zeitaufwendig. Die Limitierungen der fluoroskopischen Sequenzen ergaben sich aus der unzureichenden Bildqualität des 0,5 Tesla MR-Gerätes, welche eine exakte Lokalisation und Punktion von Tumoren < 1,5 cm nur schwer ermöglichte.

5.6.1 MR-Fluoroskopie gestützte Applikatorpositionierung

Das in dieser Studie verwendete offene 1,0 Tesla MRT-System, steht bezüglich der Bildqualität konventionellen Tunnelsystemen kaum nach. Unter Verwendung einer fluoroskopischen Sequenz gelang die Darstellung der 18 Gauge Titan-Kanüle mit einem gut sichtbaren und adäquaten Nadelartefakt. Durch eine erreichte Bildwiederholungsrate von 60 Bildern pro Minute (Dynamic Scan Time: 1 Sekunde) ist damit eine sichere Positionierung des Applikators im Gewebe möglich. Die aufgetretenen Schwierigkeiten bei der Nadelnavigation verdeutlichen die Notwendigkeit einer guten präinterventionellen Planung und der Punktionsdurchführung durch einen erfahrenen Arzt.

5.6.2 MR-Thermometrie

T1-Mapping

Das echtzeitnahe Monitoring der thermischen Lasereffekte erfolgte anhand der Amplituendbilder einer T1 gewichteten Gradientenechosequenz (GRE). Während der LITT zeigte nur die von uns verwendeten 15 ms TE GRE-Sequenz (siehe Punkt 3.2.5: Messschema für die in-vivo Versuche) eine deutliche umschriebene Signalverlustzone (T1-Effekt) über dem Gebiet der Wärmeausdehnung, deren Größe mit der makroskopisch vermessenen Koagulationsnekrose annähernd übereinstimmte. Um Aussagen über die Korrelation der makroskopischen Läsionsgrößen mit den Ausdehnungen der MR-Signalverlustzonen treffen zu können, ist die Anzahl der Tierversuchsmessungen jedoch zu gering. Mit der 10 ms TE GRE-Sequenz konnte der T1-Effekt, aufgrund von Bewegungs- und Suszeptibilitätsartefakten nur ungenügend verfolgt werden. An dieser Stelle wären weitere in-vivo Versuche nötig, um die Eignung dieser Sequenz für die MR-Thermometrie zu überprüfen.

Diskussion

Phase-Mapping und farbkodierte Darstellung

Sowohl die Erstellung der MR-Temperaturkurven, als auch die farbkodierte Visualisierung der thermischen Lasereffekte wurde anhand von Änderungen der Protonenresonanzfrequenz (PRF) aus den Phasenbildern ermittelt. In früheren Arbeiten ergab diese PRF-Methode den besten linearen Zusammenhang zwischen MR- und faseroptisch gemessener Temperaturen und ist wegen ihrer guten Genauigkeit anderen Sequenzen vorzuziehen (209). Die Ergebnisse der Temperaturkurven aus den ex-vivo Versuchen zeigten einen Zusammenhang zwischen der faseroptisch und MR-thermometrisch gemessenen Temperatur. In den in-vivo Versuchen zeigte sich mit Hilfe des Temperaturmapping Tools „RealTI" in den Randbereichen der Signalverlustzonen eine Temperaturanstieg auf 70 bis 80°C innerhalb der ersten 7 Minuten, was bereits auf eine vollständige Zerstörung der Zellen in diesem Bereich schließen ließ.

Das von Philips hergestellte MR-System ist aktuell nicht standardmäßig mit einem Tool zur farbkodierten Darstellung thermischer Veränderungen ausgestattet. Die farbkodierte Darstellung des Koagulationsvorganges konnte deswegen in den Versuchen nur postinterventionell durchgeführt werden. Mit Hilfe des verwendeten Temperaturmapping Tools „RealTI" wurde es im Nachhinein jedoch möglich, auch die in der 10 ms Thermosequenz nicht sichtbare Signalverlustzone, mit einem farbigen Temperaturverlauf sichtbar zu machen. Auch alle weiteren Sequenzen zeigten in der Visualisierung eine adäquate Farbüberlagerung über den erwärmten Abschnitten. Eine gewisse Anfälligkeit des Tools zeigte sich durch das Auftreten von Bewegungs- und Suszeptibilitäsartefakten. Jedoch verdeutlichen die Ergebnisse, dass eine farbkodierte Darstellung durchaus sinnvoll sein kann, um die in den Amplitudenbildern zum Teil schwierig sichtbaren thermischen Veränderungen zu visualisieren. Eine Implementierung dieses Tools in die Bedienkonsole des Philips-MRTs mit dem Ziel einer online Darstellung der Farbkodierung wäre deswegen wünschenswert und konnte mittlerweile von der Arbeitsgruppe in Zusammenarbeit mit Philips und der IMF auch technisch umgesetzt werden.

Diskussion

5.7 Vergleich thermischer Ablationsverfahren

5.7.1 Allgemein

Wie in den vorangegangenen Abschnitten bereits erwähnt wurde, besteht ein gemeinsamer Nachteil aller lokalen Ablationsverfahren in der fehlenden histologischen Nachweismöglichkeit einer suffizienten Tumordestruktion, wie sie anhand von Resektaten nach der chirurgischen Tumorentfernung möglich ist. Geeignete bildgebende Verfahren nehmen aus diesem Grund eine besondere Rolle für die Sicherheit und die Prozesskontrolle der in-situ Ablationsverfahren ein. Als Einschlusskriterien moderner, lokaler Thermoablationsverfahren gelten derzeit eine maximale Tumorgröße von 5 cm und weniger als 5 Metastasen unabhängig von deren Lage (79). Den Limitierungen lokaler Ablationsverfahren stehen eine Vielzahl von Vorzügen entgegen, die im Folgenden noch einmal aufgelistet werden (25, 37, 38, 41, 45, 46, 79, 258-260):

- Minimal-invasive bzw. sogar nicht invasive (HIFU) Durchführbarkeit
- Meist perkutan, aber auch laparaskopisch oder offen chirurgisch anwendbar
- Geringe Morbititäts- und Mortalitätsraten
- Z. T. Ambulantes Therapiemanagement, verbesserte Lebensqualität
- Vergrößerung des Ablationsvolumens durch Mulitapplikatortechniken
- Überlebensraten z. T. vergleichbar mit chirurgischer Resektion
- Wiederholbarkeit der Therapie
- Kombinationstherapie mit anderen lokalen destruierenden Verfahren (z.B. transarterieller Chemoembolisation), dem Pringle-Manöver oder der chirurgischen Leberresektion möglich

5.7.2 Laserinduzierte Thermotherapie (LITT)

Die LITT ist ein seit mittlerweile 26 Jahren bekanntes und vielversprechendes Ablationsverfahren, dessen speziellen Vorteile hier noch einmal kurz stichpunktartig zusammengefasst werden sollen:

- Vollständige MRT-Kompatibilität (3, 22, 261)
- Prozesskontrolle mittels online MR-Thermometrie (1, 7, 8, 80, 209, 243, 256, 262)
- Unter Lokalanästhesie durchführbar (9, 22, 261)
- Minimal-invasives, parenchymschonendes Verfahren (3, 13, 22, 261)
- Geringere Morbiditäts- und Mortalitätsraten im Vergleich zur chirurgischen Leberresektion (3, 78, 261, 263, 264)

Diskussion

- Geringere Hospitalisierungszeit im Vergleich zur chirurgischen Leberresektion (3, 9, 261)
- Ambulantes Therapiemanagement möglich (9, 22, 261)
- Mit chirurgischer Resektion vergleichbare Überlebensraten (3, 261)
- Hohe Tumorkontrollraten (39, 79, 264)
- Geringe Nebenwirkungen im Vergleich zur Chemotherapie (261)
- Geringere Kosten im Vergleich zur chirurgischen Leberresektion (3, 60, 261)
- Multiapplikatortechnik mit bis zu 5 LITT-Ablationen gleichzeitig (9)
- Nekrosevergrößerung durch „pull-back" Technik (9, 34)

Die LITT ist geeignet für Tumoren einer Größe ≤ 4 bis 5 cm (5, 9, 264) und zeigt hohe Tumorkontrollraten bei Tumoren ≤ 3 cm. In verschiedenen Arbeiten konnte gezeigt werden, dass bei Tumoren ≤ 3cm in über 97% der Fälle eine vollständige Tumordestruktion bei isolierten Metastasen ohne extrahepatisches Befallsmuster erreicht werden kann (39, 79, 190, 264). Zum heutigen Stand ist es möglich, mit einem einzelnen LITT-Applikator Tumoren bis zu einer Größe von 1 cm effektiv zu behandeln. Für die Ablation größerer Tumoren können 2 bis 5 Applikatoren simultan verwendet werden (9, 22).

Als nachteilig wurden bei der Anwendung der LITT bislang die hohe Komplexität des Applikatorsystems und der aufwendige Interventionsablauf angesehen. Mit der Durchführung der LITT im offenen MRT kann der Arbeitsschritt der Patientenumlagerung vom CT in das MRT eingespart werden. Was bleibt ist jedoch die, verglichen mit der RFA, aufwendige Punktion nach Seldinger-Technik (siehe Punkt 3.2.5) sowie die notwendige Schulung des Anwenders für die Handhabung des Applikationssets durch den Hersteller. Der Anwender muss zum einen auf die korrekte Platzierung der Schleuse, des Kathetersystems und des Lichtwellenleiters achten. Zum anderen werden vor der Behandlung Spülschläuche (Twin-Schläuche) und Lichtwellenleiter verlegt, die vom Lasergerät (mit integrierter Spülpumpe) aus bis in den MRT Untersuchungsraum verlegt werden, so dass sie bei der Anwendung mit dem Power-Laser-Applikations-Set konnektiert werden können. Es können hierbei Stolperfallen entstehen oder aber durch ein Einklemmen des Spülschlauches der Spülfluss behindert werden. Durch ein korrektes Verlegen der Spülschläuche sowie Lichtwellenleiter können diese Gefährdungen verhindert werden. Dies benötigt Zeit im Vorfeld der Therapie und muss durch ein geeignetes Therapiemanagement erfasst werden (265). Die Komplexität der Gerätekomponenten (Laser) zeichnet sich vor allem durch die notwendige Schulung des Anwenders aus. Die Inbetriebnahme des Lasers ist an Richtlinien und Pflichten

Diskussion

geknüpft (Tragen von Laserschutzbrillen, rote Warnleuchten an den Zugängen zum Therapieraum etc.). Diese Durchführungsanweisungen werden unter anderem in der „Berufsgenossenschaftlichen Vorschrift für Sicherheit und Gesundheit bei der Arbeit, Unfallverhütungsvorschrift- Laserstrahlung" (BGV B2) geregelt (219). Eine weitere Schwachstelle des Systems stellt das Kathetersystem selbst dar. Bei einem Außendurchmesser des 9F Systems von 3 mm wird bei der Platzierung im Gewebe ein Hohlraum geschaffen, der nach Beendigung der Therapie mit Fibrinkleber zum Wundverschluss versorgt werden muss. Dies führt zu zusätzlichen Kosten in der Therapie. Als kostengünstige Alternative können jedoch auch Thrombin-Kollagen oder Gelantinekleber verwendet werden. Das Kathetersystem mit einem Außendurchmesser von 9F und die zuvor im Gewebe platzierten Dilatatoren erhöhen zudem das Risiko eines Punktionstraumas, was eventuell im Anschluss an die Therapie zusätzlich versorgt werden muss. Ebenfalls muss durch die Punktion und Platzierung mit dem Power-Laser-Applikations-Set das potentielle Risiko einer Schädigung des Patienten in Form von Hämatomen, Pleuraergüssen, Leberabszessen, Gallengangsverletzungen, Lebersegmentinfarkten und anderen Organverletzungen höher eingestuft werden als bei der Punktion mit einer nur 1,8 mm durchmessenden Nadelelektrode für die Radiofrequenzablation (266). In der klinischen Anwendung werden die Komplikationsraten bei der LITT mit dem 9F Kathetersystem zwischen 0 bis 1,9% angegeben (255, 264). Die Mortalitätsraten liegen bei 0,1% (255). Durch den Einsatz des miniaturisierten 6F Kathetersystems, dessen Außendurchmesser auf 2 mm reduziert wurde, kann eine Reduktion der Traumatisierung und der auftretenden Komplikationen angenommen werden. Weitere Studien an größeren Patientenkollektiven können hier zu einer Neueinschätzung der LITT-Komplikationsraten mit dem 6F Kathetersystem beitragen. Durch den verminderten Außendurchmesser des 6F Systems wird die Installation von Fibrinkleber zur Wundversorgung höchstwahrscheinlich vermeidbar. Hierdurch können eine Kostenreduktion sowie kürzere Behandlungsdauern resultieren (60).

5.7.3 Radiofrequenzablation (RFA)

Die RFA ist ein gut evaluiertes und wegen seiner hohen Verfügbarkeit, einfachen Handhabung und niedrigen Komplikationsraten das meist verwendete Verfahren zu lokalen Abtragung primärer und sekundärer Lebertumoren (190). In einer groß angelegten Studie zur RFA mit weltweit 3670 Patienten mit HCC's und Lebermetastasen werden die Komplikations- und Mortalitätsraten mit 8,9% beziehungsweise 0,5% angegeben (34, 267). Mit diesen Daten weist die RFA jedoch höhere

Diskussion

Komplikations- und Mortalitätsraten auf als die LITT. Weitere Arbeiten zeigen, dass die RFA Methoden wie der der PEI, Mikrowellen- und Kryoablation wegen ihrer besseren Überlebensraten und niedrigeren Rezidiv- und Komplikationsraten zu bevorzugen ist (194, 268-270). Sowohl für die LITT als auch für die RFA stehen gespülte Applikationssysteme zur Verfügung (79) deren Ablationsvolumina sich kaum voneinander unterscheiden (190). Je nach Modell haben RF-Elektroden einen Durchmesser von 14 bis 21 Gauge (2,1 bis 0,8 mm). Mit einer einzelnen nadelähnlichen RF-Elektrode können Koagulationsnekrosen mit einem radialen Durchmesser von circa 2 cm erzeugt werden (109). Unter Verwendung fortgeschrittener Schirmchenelektroden ist es möglich, den Wirkradius zu vergrößern und somit mehr oder weniger kugelförmige Volumina von bis zu 5 cm Durchmesser zu abladieren (109, 118, 271). Unter Berücksichtigung eines Sicherheitssaumes von 5 bis 10 mm zum Tumorrand können somit, beispielsweise mit einem einzelnen Schirmchen-Applikator, Tumoren von 3 (bis maximal 4 cm) Durchmesser zerstört werden. In diversen Arbeiten konnte jedoch gezeigt werden, dass mit der RFA behandelte hepatozelluläre Karzinome (HCC) oberhalb einer Größe von 3 cm, vermehrt zu lokalen Rezidiven neigen (109, 272, 273). Für HCC´s ≤ 3 cm werden vollständige Ablationsraten zwischen 80 und 90% angegeben (34, 272, 273). Bezüglich des Gesamtüberlebens bei der Behandlung des HCC´s besteht deswegen kein statistisch signifikanter Unterschied zwischen der RFA und der chirurgischen Resektion (38, 274). Die Effektivität der RFA bei der Behandlung kolorektaler Metastasen wird generell etwas geringer eingeschätzt, was anhand der mikroskopischen Tumorinvasion des kolorektalen Karzinoms beziehungsweise den positiven Effekte des Wärmestaus in abgekapselten HCC´s (sog. „oven-effect") versucht wird zu erklären (34, 79, 275).

Nach Mulier et al. (276) liegt die lokale Rezidivrate nach RFA bei einem laparaskopischen Vorgehen und einem Metastasendurchmesser < 3 cm bei 3,6% (Tumoren zwischen 3 bis 5 cm: 21,7%, > 5 cm: 50%). Nach perkutanem Vorgehen hingegen werden bei Tumorgrößen < 3 cm Rezidivraten von 16% beschrieben (276). Bei Tumoren > 5 cm steigen die Werte sogar auf 60%. Livraghi et al. (273) kommen zu ähnlichen Ergebnissen. Nach Grundmann et al. (25) ist die offen chirurgische (oder auch laparoskopische) der perkutanen RFA vorzuziehen, wodurch das Verfahren allerdings seinen Vorteil der Minimalinvasivität einbüßen würde. Dies trifft auch auf Verfahren wie der LITT zu. Neben dem Applikationsmodus hat auch die Lagebeziehung des Tumors zu größeren Gefäßen eine hohe Bedeutung, da der Abtransport der erzeugten Wärme über die Gefäße („heat-sink" Effekt) wie auch bei der LITT, einen großen Einfluss auf den Erfolg der Thermoablation nehmen kann (57, 69, 122). Mit Hilfe der „pull-back"-Technik kann, ähnlich wie bei der LITT, beim Zurückziehen der

Diskussion

RF-Elektrode aus dem Zielgewebe das Risiko der Tumorzellverschleppung reduziert sowie eine Vergrößerung des Ablationsvolumens erreicht werden (109). Im Gegensatz zur LITT können bei der RFA, aufgrund möglicher Wechselwirkungen zwischen den Elektroden, die Ablationen immer nur einzeln nacheinander durchgeführt werden. Aus diesem Umstand heraus resultieren zum Teil erhebliche Verlängerungen der Behandlungsdauern. Nimmt man eine verlängerte Behandlungszeit für die Reposition der Elektrode in Kauf, so können durch die Schaffung sich überlappender Nekrosen auch Volumina > 5 cm abladiert werden (109, 277), jedoch mit oben erwähnter erhöhter Gefahr eines Lokalrezidivs. Je nach behandelndem Zentrum werden für die RFA ein stationärer Aufenthalt von mehreren Tagen und eine Intubationsnarkose notwendig (79).

Das Monitoring der RFA stellt eine der größten Limitierungen des Verfahrens dar (109). Die Platzierung der RF-Sonde im Gewebe kann unter Ultraschall Kontrolle vorgenommen werden. Auch die Computertomografie und Magnetresonanztomografie sind hierfür geeignete Mittel. Jedoch ist bisher keines dieser Verfahren optimal geeignet, um den Vorgang der Thermoablation zu überwachen (109), besonders da konventionelle RF-Sonden und Generatoren zu einer Störung der MR-Bildgebung führen. Hersteller von RFA Geräten arbeiten deswegen bereits seit einiger Zeit an der Entwicklung MR-kompatibler Applikatoren und Generatoren für die Radiofrequenzablation, um den Vorteil der Prozesskontrolle mittels online MR-Thermometrie, wie er für die LITT gegeben ist, zu egalisieren. Erste MR-kompatible Radiofrequenzsysteme wurden bereits auf Kongressen vorgestellt. Die Umsetzung in den klinischen Alltag wird jedoch noch einige Zeit in Anspruch nehmen. Einen weiteren Vorteil der Radiofrequenzablation stellt die Preisgestaltung dar, somit konnte sich die Radiofrequenzablation im Vergleich zur LITT einen großen Marktanteil sichern (60, 266).

5.7.4 Mikrowellenablation (MWA)

Verglichen mit der RFA weist die MW-Ablation aufgrund des reduzierten „heat-sink" Effektes, den höheren erreichbaren Gewebetemperaturen und kürzeren Behandlungsdauern (siehe Punkt 2.2.3) einige potentielle Vorteile auf zu denen auch die technologisch einfachere Realisierbarer von multi-Applikator-Anwendungen sowie die Möglichkeit einer effektiven Ablation auch zystischer Tumoren gehören (122). Die Positionierung des Applikators im Zielgewebe wird häufig Ultraschall-gestützt durchgeführt. Da die Frequenz der Mikrowellen nicht mit der Empfänger Frequenz des MR-Scanners interferiert, besteht wie bei der LITT die Möglichkeit der Prozesskontrolle mit Hilfe der MR-Bildgebung. Zudem ist eine parallele Anwendung multipler MW-Antennen möglich, um

Diskussion

das maximale Ablationsvolumen weiter zu erhöhen, da die Antennen nicht miteinander interferieren (124). Trotz dieser Vorteile ist die Mikrowellenablation seit dem Aufkommen der Radiofrequenzablation in den Hintergrund gerückt (38), da in Studien eine Überlegenheit der RFA gegenüber der Mikrowellenablation gezeigt werden konnte (268, 269). Derzeitig haben einfache nadelförmige MW-Applikatoren einen Durchmesser von ca. 1,7 bis 2,1 mm (16 bis 14 Gauge) und erreichen in Lebergewebe Koagulationsdurchmesser von circa 2 x 2,5 cm (38, 124). Mit Ringantennen lassen sich maximale Nekrosedurchmesser von bis zu 3,5 cm erzielen (278). In einer Studie von Simon et al. (279) zur Behandlung von Patienten mit Lebermalignomen mit der Mikrowellentherapie wurde mit 3 triangulär angeordneten MW-Antennen ein durchschnittlicher Nekrosedurchmesser von 5,5 cm (5.0 bis 6,5 cm) erzielt. Dies entsprach einem Nekrosevolumen von 50,4 cm^3 (30,3 bis 58,9 cm^3). Jedoch gibt es bislang nur wenige randomisierte klinische Studien über die MW-Ablation.

5.7.5 Hoch-intensiver fokussierter Ultraschall (HIFU/ FUS)

Der unübertroffene Vorteil des fokussierten Ultraschalls gegenüber anderen lokalen Ablationsverfahren liegt in der vollständig nichtinvasiven Durchführbarkeit (190). Des Weiteren besticht die Methode durch den raschen Temperaturanstieg im Gewebe auf > 80°C innerhalb von nur 1 bis 20 Sekunden (190) und die Erzeugung steiler Temperaturgradienten zwischen dem Fokus und dem umgebenden Gewebe, wodurch in sich scharf begrenzte, nicht hämorrhagische Gewebsnekrosen erzeugt werden können (125, 190). Obwohl die ellipsenförmige Koagulationsnekrose eines einzelnen Hochintensitätsimpulses nur circa 0,15 x 1,5 cm misst (280), können durch das Bewegen des Schallkopfes Form und Größe der induzierten Läsion beeinflusst und somit auch große Tumoren abladiert werden (125). Die Dimension des einzelnen Hochintensitätsimpulses ist dabei abhängig von der Frequenz und der Geometrie der Ultraschallquelle (125). Aufgrund der kurzen Expositionszeiten der fokussierten Ultraschallwellen kann der „heat-sink" Effekt auf ein Minimum reduziert werden (125, 281). Durch das, eventuell auch mit Hilfe hydraulischer Positionsroboter (152) gesteuerte, Navigieren mit dem Schallkopf entstehen zum Teil erhebliche Behandlungsdauern, die zwischen 1 Stunde, für einen oberflächlich gelegenen 2 cm Tumor und bis zu 5 Stunden für einen 10 cm großen Tumor variieren können (125). Der HIFU kann unter regionaler oder allgemeiner Anästhesie durchgeführt und per kontinuierlichem Ultraschall oder der MR-Bildgebung überwacht werden (125).

Als nachteilig muss die bisher unzureichende klinische Evaluierung des Verfahrens angesehen werden (125). Die US-Wellen können sich nicht durch luftgefüllte oder sehr dichte Strukturen hindurch fortpflanzen, sondern werden an ihnen reflektiert oder absorbiert. Dies führt zu Einschränkungen der Ablationsfähigkeit subkostal gelegener Tumoren und erhöht die Verletzungs- und Perforationsgefahr lufthaltiger Organe wie der Lunge, des Magens und des Darms. Die Wirkungen der Kavitation (siehe Punkt 2.2.4) auf das Gewebe ist zudem nur schwer vorhersehbar und unter anderem abhängig von der Pulslänge, der Frequenz und der Intensität des Ultraschalls (282, 283). Es konnte zudem gezeigt werden, dass die Gewebedestruktion durch den HIFU zum Teil unvollständig stattfindet und fleckige Nekrosen sowie Geweberisse und Zerfetzungen resultieren (148).

5.7.6 Kryoablation

Die Größen der mit der Kryoablation induzierbaren Gewebeläsionen sind vergleichbar mit denen anderer Thermoablationsverfahren. Mit einer einzelnen Kryosonde kann ein Volumen von circa 2,2 x 4,9 cm erfasst werden (191). Eine Verwendung multipler Applikatoren ist auch bei diesem Verfahren möglich. Mit 3 triangulär angeordneten Kryosonden lässt sich auf diese Weise ein Volumen von 6,0 x 5,6 x 4,9 cm abtragen (191). Das Verfahren ist geeignet für die Ablation von ≤ 4 Metastasen in unterschiedlichen Leberlappen sowie bei Tumoren in Portalvenennähe, da die Eisbälle auch in unmittelbarer Nähe von Gefäßen gebildet werden können, ohne die Gefahr eine Thrombose wesentlich zu erhöhen (34, 190). Die beim Gefriervorgang entstehenden Eisbälle können mit dem Ultraschall gut als Strukturen mit echogenem Rand und posteriorem akustischen Schallschatten dargestellt werden (34). Eine MR-gestützte Prozesskontrolle ist ebenfalls möglich, da die Effekte der Kryotherapie auf den MR-Bildern als scharf begrenzte Signalverlustzonen abgeschätzt werden können (190, 191). Moderne Kryosonden für die perkutane Anwendung besitzen wesentlich kleinere Durchmesser als ihre Vorgängermodelle (13 bis 14 Gauge = 2,1 bis 2,4 mm), wodurch die Traumatisierung geringer gehalten werden kann.

Trotzdem konnte in Studien gezeigt werden, dass die Kryoablation im Vergleich zur RFA oder auch LITT mit deutlich erhöhten Morbiditätsraten (8 bis 41%) verbunden ist. Die Mortalität liegt zwischen 0 bis 17% und ergibt sich zum größten Teil aus den gefürchteten Komplikationen eines Kryoschocks (194, 284). Nach einer Kryoablation verbringen Patienten deswegen für gewöhnlich 2 Tage auf der Intensivstation (190). Die Angaben zu Lokalrezidiven variieren zum Teil stark (2 bis 44%) und hängen in erster Linie von der Erfahrung des behandelnden Zentrums und des

Diskussion

Operateurs ab (285). Die Rate vollständiger Tumordestruktionen bei allen behandelten Tumoren wird zwischen 60 bis 80% angegeben (34). Die mag mit der Tatsache zusammen hängen, dass eine Destruktion der Zellen erst bei Temperaturen von -20 bis -60°C stattfindet (34) und die Nekroseränder deswegen nicht exakt mit der gefrorenen Peripherie einer Eiskugel korrelieren (190). Als weitere Nachteile sind die Applikatorpositionierung nach Seldinger-Technik und die relativ langen Behandlungsdauern zu nennen.

5.7.7 Irreversible Elektroporation (IRE)

Da die elektrischen Pulse der irreversiblen Elektroporation nur die Zellmembranen schädigen und keinerlei Wärme erzeugen, entfällt bei diesem Verfahren der „heat-sink" Effekt. Die resultierenden Nekrosegrößen sind wiederum vergleichbar mit denen anderer Thermoablationsverfahren und sind zudem gekennzeichnet durch sehr definierte Nekroseränder bis an die Ränder der Blutgefäße, ohne dabei die Intima der Gefäße bzw. Gallengänge oder das Bindegewebe zu schädigen (286). Dies wiederum könnte eine exaktere Therapieplanung als bei den digitalen Planungssystemen der Thermoablationsverfahren ermöglichen. Da die Blutversorgung intakt bleibt, kann das nekrotische Material innerhalb kürzester Zeit abgeräumt werden und das Gewebe mit der Regeneration beginnen (199). Trotz aller vielversprechender Potentiale – das Verfahren befindet sich zurzeit noch im experimentellen Stadium. Klinische Studien und Langzeiterfahrungen fehlen. Das Monitoring kann mittels elektrischer Impedanztomografie (56, 195, 287) und Ultraschall erfolgen (199). Aufgrund der fehlenden MR-Kompatibilität und Wärmeerzeugung ist eine MR-gesteuerte Durchführung fraglich.

6 Zusammenfassung

Einleitung: Die klinische Anwendung der Laser-induzierten Thermotherapie (LITT) als lokales Verfahren zu thermischen Ablation solider Malignome, insbesondere der Leber, wird erschwert durch die Notwendigkeit einer Umlagerung des Patienten nach der CT-gestützten Applikatorpositionierung in ein konventionelles Tunnel-MRT-System. Hierin, sowie in der Reduktion des Applikatordurchmessers, liegen die Möglichkeiten zur Verbesserung des Verfahrens. Das Ziel der vorliegenden Arbeit war die Prozessoptimierung der MR-gestützten LITT durch die Evaluierung eines neu entwickelten miniaturisierten Kathetersystems sowie deren vollständige Anwendung als durchgängige Prozedur in einem offenen Hochfeld-MRT (oMRT).

Material und Methoden: Ein miniaturisiertes koaxial aufgebautes 6 French (F) Teflon-Kathetersystem mit einem geschlossenen Kühlkreislauf und einer Laserfaser mit einem 30 mm flexiblem Streukörper (30 mm diffuser tip, Somatex, Deutschland) wurden mit einem 1064 nm Nd:YAG Laser (Dornier Medilas Fibertom 5100, Germany) konnektiert. Es folgte die ex-vivo Testung des Kathetersystems an nicht perfundierter Schweineleber bezüglich der maximalen energetischen Belastbarkeit (bis 36 kJ, n = 210 pro Applikator), dem optimalen Kühlmittelfluss sowie der maximal induzierbaren Nekrosegrößen im Vergleich zum konventionellen 9F System (Power-Applikator®, Somatex, Deutschland). Im Rahmen einer in-vivo Machbarkeitsstudie an zwei weiblichen Jungschweinen wurde das Verfahren anschließend mit beiden Kathetersystemen auf seine generelle Durchführbarkeit in einer Sitzung in einem interventionellen 1,0 Tesla MRT-System überprüft. Zielgebend waren hier die Umsetzung der MR-Fluoroskopie-gestützten Applikatorpositionierung mit einer 18 Gauge Titan-Punktionskanüle (BTFE TE/TR = 7/2,5 ms, FA = 30°, FOV = 200 x 200 mm, Voxel size = 2 x 2 x 8 mm, Dynamic scan time = 1 s), die kontinuierliche Prozesskontrolle mittels MR-Thermometrie, basierend auf der T1-Methode, sowie die farbkodierte Darstellung der thermischen Lasereffekte anhand der PRF-Methode.

Ergebnisse: Der Grenzwert der maximalen Applikatorbelastbarkeit stellte sich für das 6F Kathetersystem bei einer Leistung von 24 W über 20 Minuten ein (28,8 kJ), während mit dem 9F Katheter Leistungen bis 30 Watt über 20 Minuten (36,6 kJ) appliziert werden konnten. Unter maximaler Belastung konnten ex-vivo Ablationsvolumina von $33 \pm 4,4$ cm^3 mit dem 6F beziehungsweise $35,8 \pm 4,9$ cm^3 mit dem 9F Kathetersystem erzeugt werden. Bei gleichen applizierten Energien bestand kein statistisch signifikanter Unterschied zwischen den Nekrosegrößen beider Kathetersysteme ($p \leq 0,05$). Ein Kühlmittelfluss von 15 ml/min wurde für den 6F Applikator als annehmbarer Kompromiss aus reduziertem Systemdruck und hinreichender

Zusammenfassung

Kühlfunktion erachtet. Die in-vivo Durchführung der LITT im oMRT produzierte ein gut sichtbares Nadelartefakt während der MR-Fluoroskopie gestützten Applikatorpositionierung. Die thermischen Lasereffekte konnten mit einer 15 ms TE Gradientenecho-Sequenz adäquat dargestellt werden. Die farbkodierte Visualisierung erfolgte postinterventionell und zeigte eine bewegungs- und suszeptibilitätsbedingte Aktefaktanfälligkeit.

Diskussion: Bei nahezu gleichem Ablationsvermögen des 6F Kathetersystems konnte durch die Miniaturisierung eine Reduktion des Punktionstraumas erreicht werden. Aus den Ergebnissen der MR-gestützten Zielnavigation und Applikatorpositionierung sowie der online Thermometrie konnte gezeigt werden, dass die vollständige Durchführung der LITT im offenen Hochfeld-MRT ein sicheres und effektives Verfahren ist.

Abstract

Purpose: The clinical use of laser-induced thermotherapy (LITT) as an alternative local ablative technique for the treatment of solid tumors is being complicated by the necessity of two different imaging modalities for CT-guided tumor targeting and MR-controlled thermometry. Moving the patient from the CT-unit into the MRI is time consuming and may cause infections or dislocations of the applicator. By combining both of these work steps into a single imaging modality, and through the use of applicators with smaller diameters, the treatment of LITT could become safer, less invasive and more effective. Therefore, the aim of this study was to evaluate the feasibility and safety of a novel miniaturized LITT applicator for the ablation of liver malignancies in an open high-field MRI.

Materials and Methods: A miniaturized 6 French (F) double-tubed protective catheter with a closed cooling circuit was used with a flexible laser fiber (30 mm diffuser tip, Somatex, Germany), connected to a 1064 nm Nd:YAG laser (Dornier Medilas Fibertom 5100, Germany) and tested in non-perfused porcine livers in reference to maximum energy deposition (up to 36 kJ, n = 210/applicator) of the established 9F system (Somatex, Germany). Two live pigs were treated to test the feasibility of MR-fluoroscopy-guided applicator positioning with an 18 gauge puncture needle (BTFE TE/TR = 7/2,5 ms, FA = 30°, FOV = 200 x 200 mm, voxel size = 2 x 2 x 8 mm, Dynamic scan time = 1 s), online-thermometry during LITT in an interventional 1.0 T MRI system, based on the T1-method, and the color-coded visualization of thermal laser effects, based on the PRF-method.

Results: In-vitro, the size of coagulation using the 6F system with maximum applicable power of 24 W for 20 min (28,8 kJ) was 33 ± 4.4 cm³, whereas with the 9F system energies up to 30 W for 20 min (36 kJ) could be applied, producing coagulation volumes of 35,8 ± 4,9 cm³. At equal energy settings no statistically significant difference regarding the size of coagulation could be detected between the two applicator systems. For the 6F applicator a flow-rate of 15 ml/min of the cooling saline solution was regarded to be an acceptable compromise between a reduced system pressure and a sufficient applicator cooling. In-vivo, applicator guidance and monitoring of thermal effects were accurate and controllable. The color-coded visualization of thermal laser effects was performed postinterventionally and showed artefacts from intra-operative movement and susceptibility gradients.

Discussion: Despite the slightly reduced coagulation volumes of the 6F system, a reduction of puncture-induced trauma was achieved with the minimization of the applicator. The results suggest that performing both, MR-guided tumor targeting and online-thermometry in an open high-field MRI is safe and effective.

7 Ausblick

Primäres Ziel zukünftiger Projekte wird die Behandlung erster Patientenkollektive mit der LITT im interventionellen Hochfeld-MRT sein. Als Fernziel könnte die Umsetzung einer von der Seldinger-Technik unabhängigen Applikatorpositionierung durch Direktpunktion, wie sie bei konkurrierenden Verfahren wie der RFA möglich ist, gelten.

Weiteres Optimierunspotential besteht in der Verbesserung der Pumpentechnik mit der Erzeugung konstanter Kühlmittelflüsse und dem Ziel einer zusätzlichen Modalität zur Prozesskontrolle durch die Überwachung der Systemdrücke.

Die Entwicklung eines Dosimetriesimulators, der die individuellen optischen Gewebeeigenschaften berücksichtigt, wäre wünschenswert. Auch die reibungslose und artefaktgeminderte Echtzeit-Implementierung der farbkodierten MR-Thermometrie am offenen Hochfeld-MRT stellt ein Ziel zukünftiger Projekte dar. Dadurch wäre der Weg geebnet für eine Indikationsausweitung der oMRT-gestützten LITT mit dem Miniaturapplikator für die Behandlung solider Malignome anderer Körperregionen, wie zum Beispiel Hirn- oder Lungentumoren.

8 Literaturverzeichnis

1. Eichler K, Mack MG, Straub R, Engelmann K, Zangos S, Woitaschek D, et al. Oligonoduläres hepatozelluläres Karzinom (HCC): MR-gesteuerte laserinduzierte Thermotherapie (LITT). Radiologe. 2001;41(10):915-22.
2. Baert AL, Knauth M, Sartor K. Percutaneous Tumor Ablation in Medical Radiology. Berlin, Heidelberg: Springer; 2008.
3. Mack MG, Straub R, Eichler K, Engelmann K, Zangos S, Roggan A, et al. Percutaneous MR imaging-guided laser-induced thermotherapy of hepatic metastases. Abdom Imaging. 2001;26:369-74.
4. Mack MG, Straub R, Eichler K, Roggan A, Böttger M, Woitaschek D, et al. MR-guided laser-induced thermotherapy in recurrent extrahepatic abdominal tumors. European Radiology. 2001;11:2041-6.
5. Vogl TJ, Eichler K, Straub R, Engelmann K, Zangos S, Woitaschek D, et al. Laser-induced thermotherapy of malignant liver tumors: general principals, equipment(s), procedure(s) – side effects, complications and results. ejultrasou. 2001;13:117-27.
6. Vogl TJ, Eichler K, Zangos S, Mack MG, Hammerstingl R. Das hepatozelluläre Karzinom. Rolle der Bildgebung zur Detektion, Therapieplanung und Therapiekontrolle. Fortschr Röntgenstr. 2002;174:1358-68.
7. Vogl TJ, Mack MG, Müller FP, Straub R, Engelmann K, Eichler K. Interventional MR: interstitial therapy. European Radiology. 1999;9:1479-87.
8. Vogl TJ, Mack MG, Straub R, Engelmann K, Zangos S, Eichler K. Interventionelle MR-gesteuerte laserinduzierte Thermotherapie bei onkologischen Fragestellungen: Stand und Ausblick. Radiologe. 1999;39:764-71.
9. Vogl TJ, Straub R, Eichler K, Woltaschek D, Mack MG. Malignant Liver Tumors Treated with MR Imaging–guided Laser-induced Thermotherapy: Experience with Complications in 899 Patients (2,520 lesions). Radiology. 2002;225:367-77.
10. Fiedler VU, Schwarzmaier H-J, Eickmeyer F, Müller FP, Schoepp C, Verreet PR. Laser-Induced Interstitial Thermotherapy of Liver Metastases in an Interventional 0.5 Tesla MRI System: Technique and First Clinical Experiences. J Magn Reson Imaging. 2001;13:729-37.
11. Batzler WU, Giersiepen K, Hentschel S, Husmann G, Kaatsch P, Katalinic A, et al. Krebs in Deutschland 2003-2004, Häufigkeiten und Trends. Berlin: Robert Koch-Institut; 2008.
12. Darm ICD 152-154,159. Sept. 03, 2009 [cited 2009 June 29]; Available from: http://www.rki.de/cln_152/nn_203954/DE/Content/GBE/DachdokKrebs/Ueberlebensraten/darm,templateId=raw,property=publicationFile.pdf/darm.pdf
13. Germer CT, Isbert C, Ritz JP, Roggan A. Die Laserinduzierte Thermotherapie (LITT) zur Behandlung maligner Lebertumore. Berlin: Laser- und Medizin- Technologie Berlin; Ecomed Verlagsgesellschaft AG & Co. KG; 2000.
14. Bengtsson G, Carlsson G, Hafström L, Jönsson PE. Natural history of patiens with untreated liver metastases from colorectal cancer. Am J Surg. 1981;141:586-9.
15. Fortner JG, Silva JS, Golbey RB, Cox EB, Maclean BJ. Multivariate analysis of a personal series of 247 consecutive patients with liver metastases from colorectal cancer. I. Tratment by hepatic resection. Ann Surg. 1984;199:306-16.
16. Foster JH. Survival after liver resection for secondary tumors. Am J Surg. 1978;135:389-405.
17. Ravikumar TS, Steele GD. Hepatic cryosurgery. Surg Clin NOrth Am. 1989;69:433-40.
18. Stangl R, Altendorf-Hofmann A, Charnley RM, Scheele J. Factors influencing the natural history of colorectal liver metastases. Lancet. 1994;343:1405-10.

19. Steele G, Jr, Ravikumar TS. A prospective evaluation of hepatic resection for colorectal carcinomametastases to the liver: Gastrointestinal Tumor Study Group Protocol 6584. J Clin Oncol. 1991;9:1105-12.
20. Taylor I. Liver metastases from colorectal cancer: lesson from past and present clinical studies. Br J Surg. 1996;173:825-35.
21. Wagner JS, Adson MA, van Heerden JA, Adson MH, Ilstrup DM. The natural history of hepatic metastases from colorectal cancer. A comparison with resective treatment. Ann Surg. 1984;199:502-8.
22. Eichler K, Mack MG, Vogl TJ. LITT-HCC. In: Vogl TJ, Helmberger TK, Mack MG, Reiser MF, editors. Percutaneous Tumor Ablation in Medical Radiology. Berlin, Heidelberg: Springer; 2008. p. 139-44.
23. Jakobs TF, Hoffmann R-T, Helmberger TK. Radiofrequency Ablation (RFA). In: Reiser MF, editor. Percutaneous Tumor Ablation in Medical Radiology. Berlin, Heidelberg: Springer; 2008. p. 128-38.
24. Llovet. Intention-to-treat analysis of surgical treatment for early hepatocellular rcarcinoma: resection versus transplantation. Hepatology. 1999;30(6):1434-10.
25. Grundmann RT, Hermanek P, Merkel S. Diagnostik und Therapie von Lebermetastasen kolorektaler Karzinome –Workflow. Zentralbl Chir. 2008;133:267–84.
26. Birth M, HIldebrand P, Dahmen G, Ziegler A, Bröring DC, Hillert C, et al. Aktueller Stand der Radiofrequenzablation von Lebertumoren. Chirurg. 2004;75:417-23.
27. Ritz JP. Thermische In-situ Ablationsverfahren zur Behandlung von malignen hepatischen Tumoren - Experimentelle und klinische Untersuchungen zur Effektivitätssteigerung und Therapieplanung. Berlin: Freie Universität; 2006.
28. Miyagawa S, Makuuchi M, Kawasaki S, Kakazu T. Criteria for safe hepatic resection. Am J Surg. 1995;169:589-94.
29. Stimpson RE, Pellegrini CA, Way LW. Factors affecting the morbidity of elective liver resection. Am J Surg. 1987;153:189-96.
30. Nordlinger B, Jaeck D, Guiguet M, Vailland J, Balladur P, Schaal J. Surgical resection of hepatic metastases: multicentric retrospective study by the French Association of Surgery. In: Nordlinger B, Jaeck D, editors. Treatment of hepatic metastases of colorectal cancer. New York: Springer; 1992. p. 129-46.
31. Hughes K, Simon R, Adson MA. Registry of hepatic metastases: resection of the liver for colorectal carcinoma metastases a multi-institutional study for indications of resection. Surgery. 1988;103:278-88.
32. Fong Y, Fortner J, Sun RL. Clinical score for predicting recurrence after hepatic resection for metastatic colorectal cancer: Analysis of 1001 consecutive cases. Ann Surg. 1999;230:309-18.
33. Guan YS, Liu Y. Interventional treatments for hepatocellular carcinoma. Hepatobiliary Pancreat Dis Int. 2006;5(4):495-500.
34. Jansen MC, van Hillegersberg R, van Delden OM, Gouma DJ, van Gulik TM. Outcome of regional and local ablative therapies for hepatocellular carcinoma: a collective review. EJSO. 2005.
35. Lau WY, Leung TWT, Yu SCH, Ho SKW. Percutaneous Local Ablative Therapy for Hepatocellular Carcinoma. Annals of Surgery. 2003;237(2):171-9.
36. Poon RT, Fan ST, Tsang FH, Wong J. Locoregional Therapies for Hepatocellular Carcinoma: A Critical Review From the Surgeon´s Perspective. Annals of Surgery. 2002;235(4):466-86.
37. Qian J, Feng G-S, Vogl TJ. Combined interventional therapies of hepatocellular carcinoma. World J Gastroenterol. 2003 September 15 2003;9(9).

38. Shina S. Image-guided percutaneous ablation therapies for hepatocellular carcinoma. J Gastroenterol 2009;44:122-31.
39. Vogl TJ, Mack MG, Straub R, Eichler K, Engelmann K, Roggan A, et al. Perkutane interstitielle Thermotherapie maligner Lebertumoren. Fortschr Röntenstr. 2000;172:12-22.
40. Vogl TJ, Mack MG, Straub R, Zangos S, Woitaschek D, Eichler K, et al. Thermische Ablation von Lebermetastasen - Aktueller Stand und Perspektiven. Radiologe. 2001;41:49-55.
41. Vogl TJ, Müller PK, Mack MG, Straub R, Engelmann K, Neuhaus P. Therapiemöglichkeiten bei nicht resektablen Lebermetastasen. Chirurg. 1999;70:133-40.
42. Adson MA. Resection of liver metastases - When is it worthwhile? World J Surg. 1987;11:511-20.
43. Holm A, Bradley E, Aldrete JS. Hepatic resection of metastases from colorectal carcinoma. Morbidity, mortality and pattern of recurrence. Ann Surg. 1989;209:428-34.
44. Scheele J, Stang R, Altendorf-Hofmann A, Paul M. Resection of colorectal metastases. World J Surg. 1995;19:59-71.
45. Guan Y, Liu Y. Interventional treatments for hepatocellular carcinoma. Hepatobiliary Pancreat Dis Int. 2006;5(4):495-500.
46. Jansen M, Hillegersberg Rv, Chamuleau R, Delden Ov, Gouma D, Gulik Tv. Outcome of regional and local ablative therapies for hepatocellular carcinoma: a collective review. The Journal of Cancer Surgery. 2005.
47. Livraghi T, Festi D, Monti F, Salmi A, Vettori C. US-guided percutaneous alcohol injection of small hepatic and abdominal tumors. Radiology. 1986;161:309-12.
48. Bouza C, López-Cuadrado T, Alcázar R, Saz-Parkinson Z, Amate JM. Meta-analysis of percutaneous radiofrequency ablation versus ethanol injection in hepatocellular carcinoma. BMC Gastroenterol. 2009;11:9.
49. Lubienski A, Simon M, Helmberger TK. Installation of Alcohol. In: Vogl TJ, Helmberger TK, Mack MG, Reiser MF, editors. Percutaneous Tumor Ablation in Medical Radiology. Berlin Heidelberg: Springer; 2008. p. 93-7.
50. Bruix J, Sherman M, Practice Guidelines Committee, American Association for the Study of Liver Diseases. Management of hepatocellular carcinoma. Hepatology. 2005;42(5):1208-36.
51. Bruix J, Sherman M, Llovet JM, Beaugrand M, Lencioni R, Burroughs AK, et al. Clinical management of hepatocellular carcinoma. Conclusions of the Barcelona-2000 EASL conference. European Association for the Study of the Liver. J Hepatol. 2001;35(3):421-30.
52. Clark TWI, Soulen MC. Chemical ablation of hepatocellular carcinoma. J Vasc Interv Radiol. 2002;13:245-152.
53. Ebara M, EOkabe S, Kita K, Sugiura N, Fukuda H, Yoshikawa M, et al. Percutaneous ethanol injection for small hepatocellular carcinoma: therapeutic efficacy based on 20-year observation. J Hepatol. 2005;43:458-64.
54. Ravikumar TS, Kane RA, Cady B, Jenkins RL, McDermott W, Onik G, et al. Hepatic cryosurgery with intraoperative ultrasound monitoring for metastatic colon carcinoma. Arch Surg. 1987;122:403-9.
55. Schneider PD. Liver resection an laser hyperthermia. Surg Clin North Am. 1992;72:623-32.
56. Davalos RV, Rubinsky B. Tissue Ablation with Irreversible Electroporation. Annals of Biomedical Engineering. 2005;33(2):223-31.
57. Vogl TJ. Basic Principles in Oncology. In: Vogl TJ, Helmberger TK, Mack MG, Reiser MF, editors. Percutaneous Tumor Ablation in Medical Radiology. Berlin, Heidelberg: Springer; 2008. p. 3-5.

58. Mensel B, Weigel C, Heidecke CD, Stier A, Hosten N. Laserinduzierte Thermotherapie (LITT) von Lebertumoren in zentraler Lokalisation: Ergebnisse und Komplikationen. Fortschr Röntenstr. 2005;177(1267-1275).
59. Bown SG. Phototherapy in tumors. World J Surg. 1983;7(6):700-9.
60. Balmert D. Miniaturisierung eines gespülten Kathetersystems zur Tumordestruktion mit experimenteller Erprobung [Diplomarbeit]: Fachhochschule Gelsenkirchen; 2008.
61. Dörschel K, Müller G. Physikalische Grundlagen des Lasers. In: Berlin HP, Müller G, editors. Angewandte Lasermedizin - Lehr-und Handbuch für Praxis und Klinik: II1, 1-2: II2, 1-8: II3, 1-4: 1-3: Ecomed-Verlag; 1997.
62. Vogl TJ, Mack MG, Nabil M. Laser-Induced Thermotherapy (LITT) in the Treatment of Lung Metastases. In: Vogl TJ, Helmberger TK, Mack MG, Reiser MF, editors. Percutaneous Tumor Ablation in Medical Radiology. Berlin Heidelberg: Springer; 2008.
63. Knappe V, Frank F, Rohde E. Principles of Lasers and Biophotonic Effects. Photomedicine and Laser Surgery. 2004 2004;22(5):411-7.
64. Anderson RR, Parrish BS, Parrish JA. The optics of human skin. J Invest Dermatol. 1981;77:19.
65. Beauvoit B, Kitai T, Chance B. Contribution of the mitochondrial compartment to the optical properties of the rat liver: a theoretical and practical approach. Biophys J. 1994;67:2501-10.
66. Roggan A, Dörschel K, Minet O, Wolff D, Müller G. The optical properties of biological tissue in the near infrared wavelength range review and measurement. In: Müller G, Roggan A, editors. Laser-induced Interstitial Thermotherapie. Bellingham: SPIE Press; 1995. p. 10-44.
67. Stom FK, Morton DL, Kaiser LR, Harrison WH, Elliott RS, Gomes AS, et al. Thermotherapy for melanoma metastases in liver. Cancer. 1982;49:1243-8.
68. Goldberg NS, Gazelle GS. Radiofrequency tissue ablation: physics principles and techniques for increasing coagulation necrosis. Hepatogastroenterology. 2001;48(38):359-67.
69. Goldberg NS, Hahn PF, Tanabe KK, Mueller PR, Schima W, Athanasoulis CA, et al. Percutaneous radiofrequency tissue ablation: does perfusion-mediated tissue cooling limit coagulation necrosis? J Vasc Interv Radiol. 1998;9(1):101-11.
70. Holmer C, Lehmann KS, Roggan A, Germer CT, Reissfelder C, Isbert C, et al. Colorectal Tumors and Hepatic Metastases Differ in Their Optical Properties-Relevance for Dosimetry in Laser-induced Interstitial Thermotherapy. Lasers Surg Med. 2006;38:296-304.
71. Arnfield MR, Tulip J, Mc Pee MS. Analysis of tissue optical coefficients using an approcimate equation valid for comparable absorption and scattering in porcine liver. Phys Med Biol. 1992;37:1219-30.
72. Wilson BC, Patterson MS. The physics of photodynamic therapy. Phys Med Biol. 1986;31:327-60.
73. Johnson LF. Optical maser characteristics of rare-earth ions in crystal. J Appl Physiol. 1961;34:897-909.
74. Roggan A, Bindig U, Zgoda F. Wirkungsmechanismen von Laserstrahlung im biologischen Gewebe. In: Berlin HP, Müller G, editors. Angewandte Lasermedizin - Lehr und Handbuch für Praxis und Klinik. Landsberg: Ecomed-Verlag; 1997.
75. Amin Z, Donald J, Masers A, Kant R, Steger A, Bown C, et al. Hepatic metastases: Interstital laser photocoagulation with real time US monitoring and dynamic CT evaluation of treatment. Radiology. 1993;187:339-47.
76. Zangos S, Eichler K, Balzer JO, Straub R, Hammerstingl R, Herzog C, et al. Large-sized hepotocellular carcinoma (HCC): a neoadjuvant treatment protocol with repetitive

transarterial chemoembolization (TACE) before percutaneous MR-guided laser-induced thermotherapy (LITT). European Radiology. 2007;17:553-63.
77. Bremer C, Allkemper T, Menzel J, Sulkowski U, Rummeny E, Reimer P. Preliminary clinical experience with laser-induced interstitial thermotherapy in patients with hepatocellular carcinoma. Magn Reson Imaging. 1998;8:235-9.
78. Vogl TJ, Straub R, Eichler K, Söllner O, Mack MG. Colorectal Carcinoma Metastases in Liver: Laser-induced Interstitial Thermotherapy—Local Tumor Control Rate and Survival Data. Radiology. 2004;230:450-8.
79. Vogl TJ, Straub R, Eichler K, Woitaschek D, Mack MG. Moderne Alternativen zur Metastasenresektion – MR gesteuerte Laser-induzierte Thermotherapie (LITT) und andere lokal ablative Verfahren. Therapeutische Umschau. 2001;58(12):718-25.
80. Vogl TJ, Straub R, Zangos S, Mack MG, Eichler K. MR-guided laser-induced thermotherapy (LITT) of liver tumours: experimental and clinical data. INT J HYPERTHERMIA. 2004;20(7):713-4.
81. Gillams AR, Lees WR. Survival after percutaneous, image-guided, thermal ablation of hepatic metastases from colorectal cancer. Dis Colin Rectum. 2000;43:656-61.
82. Stroszczynski C. Einsatz der Magnetresonanztomographie zur Laser-induzierten Thermotherapie, Anwendungsgebiete Optimierung der Prozess- und Erfolgskontrolle Berlin: Humboldt-Universität; 2001.
83. Lein M, Koenig F, Misdraji J, McDougal WS, Jung K, Loening SA, et al. Laser-induced hyperthermia in rat prostate cancer: role of site of tumor implantation. Urology. 2000;56:167-72.
84. Mueller-Lisse UG, Frimberger M, Schneede P, Heuck AF, Muschter R, Reiser MF. Perioperative prediction by MRI of prostate volume six to twelve months after laser-induced thermotherapy of benign prostatic hyperplasia. J Magn Reson Imaging. 2001;13:64-8.
85. Mueller-Lisse UG, Thoma M, Faber S, Heuck AF, Muschter R, Schneede P, et al. Coagulative interstitial laser-induced thermotherapy of benign prostatic hyperplasia: online imaging with a T2-weighted fast spin-echo MR sequence--experience in six patients. Radiology. 1999;210:373-9.
86. Kahn T, Bettag M, Ulrich F, Schwarzmaier HJ, Schober R, Fürst G, et al. MRI-Guided Laser-Induced Interstitial Thermotherapy of Cerebral Neoplasms. Journal of Computer Assisted Tomography. 1994;18(4):519-32.
87. Ascher PW, Justich E, Schrottner O. Interstitial thermotherapy of central brain tumors with the Nd:YAG laser under real-time monitoring by MRI. J Clin Laser Med Surg. 1991;9:79-83.
88. Mack MG, Straub R, Eichler K, Söllner O, Lehnert T, Vogl TJ. Breast Cancer Metastases in Liver: Laser-induced Interstitial Thermotherapy—Local Tumor Control Rate and Survival Data. Radiology. 2004;233:400-9.
89. Daniel BL. Intraprocedural magnetic resonance imaging-guided interventions in the breast. Top Magn Reson Imaging 2000;11:184-90.
90. Ritz JP, Lehmann KS, Mols A, Frericks B, Knappe V, Buhr HJ, et al. Laser-induced thermotherapy for lung tissue--evaluation of two different internally cooled application systems for clinical use. Lasers Med Sci. 2007;23(2):195-202.
91. Vogl TJ, Straub R, Lehnert T, Eichler K, Lüder-Lühr T, Peters J, et al. Percutaneous thermoablation of pulmonary metastases. Experience with the application of laser-induced thermotherapy (LITT) and radiofrequency ablation (RFA), and a literature review. Rofo. 2004;176(11):1658-66.

Literaturverzeichnis

92. Diederich S, Hosten N. Percutaneous ablation of pulmonary tumours: state-of-the-art 2004. Radiologe. 2004;44(7):658-62.
93. Vogl TJ, Fieguth HG, Eichler K, Straub R, Lehnert T, Zangos S, et al. Laser-induced thermotherapy of lung metastases and primary lung tumors. Radiologe. 2004;44(7):693-9.
94. Hosten N, Stier A, Weigel C, Kirsch M, Puls R, Nerger U, et al. Laser-Induced Thermotherapy (LITT) for Malignant Liver Tumours: The Role of Sonography in Catheter Placement and Observation of the Therapeutic Procedure. Fortschr Röntenstr. 2003;175:393-400.
95. Ritz J-P, Lehmann K, Mols A, Frericks B, Knappe V, Buhr HJ, et al. Laser-induced thermotherapy for lung tissue—evaluation of two different internally cooled application systems for clinical use. Lasers Surg Med. 2007.
96. Savage SJ, Gill LS. Renal tumor ablation. energy-based technologies. World J Urol. 2000;18:283-8.
97. Vogl TJ, Lehnert T, Eichler K, Proschek D, Flöter J, Mack MG. Adrenal metastases: CT-guided and MR-thermometry-controlled laser-induced interstitial thermotherapy. Eur Radiol. 2007;17(8):2020-7.
98. Tacke J, Mahnken AH, Günther RW. Percutaneous thermal ablation of renal neoplasms. Rofo. 2005;177(2):1631-40.
99. Korn AP. Endometrial cryoablation and thermal ablation. Clin Obstet Gynecol. 2000;43:575-83.
100. Hawe J, Abbott J, Hunter D, Philips G, Garry R. A randomised controlled trial comparing the Cavaterm endometrial ablation system with the Nd:YAG laser for the treatment of dysfunctional uterine bleeding. BJOG. 2003;110(4):350-7.
101. Köchli OR. Endometrial ablation in the year 2000--do we have more methods than indications? Contrib Gynecol Obstet. 2000;20:91-120.
102. Goldfarb HA. Myoma coagulation (myolysis). Obstet Gynecol Clin North Am. 2000;27(2):421-30.
103. Jourdain O, Joyeux P, Lajus C, Sfaxi I, Harle T, Roux D, et al. Endometrial Nd-YAG laser ablation by hysterofibroscopy: long-term results of 137 cases. Eur J Obstet Gynecol Reprod Biol. 1996;69(2):103-7.
104. Paiva MB, Saxton RE, Blackwell KE, Buechler P, Cohen A, Liu CD, et al. Combined cisplatinum and laser thermal therapy for palliation of recurrent head and neck tumors. Diagn Ther Endosc. 2000;6(3):133-40.
105. Bublik M, Sercarz JA, Lufkin RB, Maserman-Smith M, Polyakow M, Paiva PB, et al. Ultrasound-guided laser-induced thermal therapy of malignant cervical adenopathyv. Laryngoscope. 2006;116(8):1507-11.
106. Mack MG, Vogl TJ. MR-guided ablation of head and neck tumors. Neuroimaging Clin N Am. 2004;14(4):853-9.
107. Verhey JF, Mohammed Y, Ludwig A, Giese K. Implementation of a practical model for light and heat distribution using laser-induced thermotherapy near to a large vessel. Phys Med Biol. 2003;48(21):3595-610.
108. Feyh J, Gutmann R, Leunig A, Jäger L, Reiser MF, Saxton RE, et al. MRI-guided laser interstitial thermal therapy (LITT) of head and neck tumors: progress with a new method. J Clin Laser Med Surg. 1996;14(6):361-6.
109. Helmberger TK. Radiofrequency Ablation. In: Vogl TJ, Helmberger TK, Mack MG, Reiser MF, editors. Percutaneous Tumor Ablation in Medical Radiology. Berlin, Heidelberg: Springer; 2008. p. 8-19.
110. McGahan JP, Browning PD, Brock JM, Tesluk H. Hepatic ablation using radiofrequency electrocautery. Invest Radiol. 1990;25(3):267-70.

Literaturverzeichnis

111. Goldberg NS. Radiofrequency tumor ablation: principles and techniques. Eur J Ultrasound. 2001;13(2):129-47.
112. Pereira PL, Trübenbach J, Schmidt D. Radiofrequency ablation: basic principles, techniques and challenges. Rofo. 2003;175(1):20-7.
113. Brieger J, Pereira PL, Trübenbach J, Schenk M, Kröber SM, Schmidt D, et al. In vivo efficiency of four commercial monopolar radiofrequency ablation systems: a comparative experimental study in pig liver. Invest Radiol. 2003;38(10):609-16.
114. Kettenbach J, Köstler W, Rücklinger E, Gustorff B, Hüpfl M, Wolf F, et al. Percutaneous saline-enhanced radiofrequency ablation of unresectable hepatic tumors: initial experience in 26 patients. AJR Am J Roentgenol. 2003;180(6):1537-45.
115. Schmidt D, Trübenbach J, Brieger J, Koenig C, Putzhammer H, Duda SH, et al. Automated saline-enhanced radiofrequency thermal ablation: initial results in ex vivo bovine livers. AJR Am J Roentgenol. 2003;180(1):163-5.
116. Merkel EM, Goldberg NS, Boll DT, Shankaranarayanan A, Boaz T, Jacobs GH, et al. Effects of superparamagnetic iron oxide on radio-frequency-induced temperature distribution: in vitro measurements in polyacrylamide phantoms and in vivo results in a rabbit liver model. Radiology. 1999;212(2):459-66.
117. Pereira PL, Trübenbach J, Schenk M, Subke J, Kroeber S, Schaefer I, et al. Radiofrequency ablation: in vivo comparison of four commercially available devices in pig livers. Radiology. 2004;232(2):482-90.
118. Goldberg NS, Solbiati L, Hahn PF, Cosman E, Conrad JE, Fogle R, et al. Large-volume tissue ablation with radio frequency by using a clustered, internally cooled electrode technique: laboratory and clinical experience in liver metastases. Radiology. 1998;209(2):371-9.
119. Sato M, Watanabe Y, Ueda S, Iseki S, Y. A, Sato N, et al. Microwave coagulation therapy for hepatocellular carcinoma. Gastroenterology. 1996;110(5):1507-14.
120. Asahara T, Katayama K, Itamoto T, Ikamoto Y, Nakahara H, Yoshioka S, et al. Thoracoscopic microwave coagulation therapy for hepatocellular carcinoma. Hiroshima J Med Sci. 1998;47(3):125-31.
121. Shibata T, Iimuro Y, Yamamoto Y, Meatani Y, Ametani F, Itoh K, et al. Small hepatocellular carcinoma: comparison of radio-frequency ablation and percutaneous microwave coagulation therapy. Radiology. 2002;223(2):331-7.
122. Boss A, Dupuy DE, Pereira PL. Microwave Ablation. In: Vogl TJ, Helmberger TK, Mack MG, Reiser MF, editors. Percutaneous Tumor Ablation in Medical Radiology. Berlin, Heidelberg: Springer; 2008. p. 21-8.
123. Deardorff DL, Diederich CJ, Nau WH. Control of interstitial thermal coagulation: comparative evaluation of microwave and ultrasound applicators. Med Phys. 2001;28(1):104-17.
124. Wright AS, Lee FTJ, Mahvi DM. Hepatic microwave ablation with multiple antennae results in synergistically larger zones of coagulation necrosis. Ann Surg Oncol. 2003;10(3):275-83.
125. Kennedy JE, Haar GR, Cranston D. High intensity focused ultrasound: surgery of the future? The British Jounal of Radiology. 2003;76(590-599).
126. Wood RW, Loomis AL. The physical and biological effects of high-frequency sound waves of great intensity. Phil Mag J Sci. 1927;4:417-36.
127. Lynn JG, Zwemer RL, Chick AJ, Miller AG. A new method for the generation and use of focused ultrasound in experimental biology. J Gen Physiol. 1942;26(179-193).
128. Fry WJ, Mosberg WH, Barnard JW, Fry FJ. Production of focal destructive lesions in the central nervous system with ultrasound. J Neurosurg. 1954;11:471-8.

129. Burov AK. High-intensity ultrasonic vibrations for action on animal and human malignant tumours. Dokl Akad Nauk SSSR. 1956;106:239-41.
130. Fry WJ, Barnard JW, Fry FJ, Krumins RF, Brennan JF. Ultrasonic lesions in the mammalian central nervous system. Science. 1955;122:517-8.
131. Taylor KJW, Connolly CC. Differing hepatic lesions caused by the same dose of ultrasound. J Pathol. 1969;98(291-293).
132. Poissonnier L, Murata FJ, Chapelon JY, Gelet A. Indications, techniques and outcomes of high-intensity focused ultrasound (HIFU) for the treatment of localized prostate cancer. Ann Urol (Paris). 2007;41(5):237-53.
133. Lü J, Hu W, Wang W. Sonablate-500 transrectal high-intensity focused ultrasound (HIFU) for benign prostatic hyperplasia patients. J Huazhong Univ Sci Technolog Med Sci. 2007;27(6):671-4.
134. Madersbacher S, Schatzl G, Djavan B, Stulnig T, Marberger M. Long-term outcome of transrectal high- intensity focused ultrasound therapy for benign prostatic hyperplasia. Eur Urol. 2000;37(6):687-94.
135. Sanghvi NT, Foster RS, Bihrle R, Casey R, Uchida T, Philips MH, et al. Noninvasive surgery of prostate tissue by high intensity focused ultrasound: an updated report. Eur J Ultrasound. 1999;9(1):19-29.
136. Narayan P, Starling J. Minimally invasive therapies for the treatment of symptomatic benign prostatic hyperplasia: the University of Florida experience. J Clin Laser Med Surg. 1998;16(1):29-32.
137. Nakamura K, Baba S, Saito S, Tachibana M, Murai M. High-intensity focused ultrasound energy for benign prostatic hyperplasia: clinical response at 6 months to treatment using Sonablate 200. J Endourol. 1997;11(3):197-201.
138. Mdersbacher S, Kratzik C, Marberger M. Prostatic tissue ablation by transrectal high intensity focused ultrasound: histological impact and clinical application. Ultrason Sonochem. 1997;4(2):175-9.
139. Madersbacher S, Kratzik C, Szabo N, Susani M, Vingers L, Marberger M. Tissue ablation in benign prostatic hyperplasia with high-intensity focused ultrasound. Eur Urol. 1993;1:39-43.
140. Mulligan ED, Lynch TH, Mulvin D, Greene D, Smith JM, Fitzpatrick JM. High-intensity focused ultrasound in the treatment of benign prostatic hyperplasia. Br j Urol. 1997;79(2):177-80.
141. Ahmed HU, Zacharakis E, Dudderidge T, Armitage JN, Scott R, Calleary J, et al. High-intensity-focused ultrasound in the treatment of primary prostate cancer: the first UK series. Br J Cancer. 2009;101(1):19-26.
142. Thüroff S, Chaussy C. HIFU in urological oncology. Urologe A. 2008;47(4):431-2, 4-8, 40.
143. Rebillard X, DGelet A, Davin JL, Soulie M, Prapotnich D, Cathelineau X, et al. Transrectal high-intensity focused ultrasound in the treatment of localized prostate cancer. J Endourol. 2005;19(6):693-701.
144. Roy C, Servois V, Sauer B. Treatments of prostate carcinoma and imaging follow up. J Radiol. 2006;87:244-56.
145. Foster RS, Bihrle R, Sanghvi NT, Frey FJ, Donohue JP. High-intensity focused ultrasound in the treatment of prostatic disease. Eur Urol. 1993;23(1):29-33.
146. Rebillard X, Soulié M, Chartier-Kastler E, Davin JL, Mignard JP, Moreau JL, et al. High-intensity focused ultrasound in prostate cancer; a systematic literature review of the French Association of Urology. BJU Int. 2008;101(10):1205-13.

147. Okada A, Murakami T, Mikami K, Onishi H, Tanigawa N, Marukawa T, et al. A case of hepatocellular carcinoma treated by MR-guided focused ultrasound ablation with respiratory gating. Magn Reson Med Sci. 2006;5(3):167-71.
148. Vallancien G, Harouni M, Veillon B, Mombet A, Brisset J, Bougaran J. Focused extracorporeal pyrotherapy: Feasibility study in man. J Endourol. 1992;6:173-81.
149. Wu F, Chen WZ, Bai J, Zou JZ, Wang ZL, Zhu H. Pathological changes in human malignant carcinoma treated with high-intensity focused ultrasound. Ultrasound Med Biol. 2001;27:1099-106.
150. Allen M, Visioli A, Rivers I, Ter Haar GR. Focused Ultrasound Surgery (FUS): a non-invasive technique for the thermal ablation of liver metastases. In Proceedings of the 2nd International Symposium on Therapeutic Ultrasound. Seattle, USA; 2002.
151. Wu F, Wang ZB, Chen WZ, Zou JZ, Bai J, Zhu H, et al. Extracorporeal focused ultrasound surgery for treatment of human solid carcinomas: early Chinese clinical experience. Ultrasound Med Biol. 2004;30(2):245-60.
152. Jenne JW, Divkovic G, Rastert R, Debus J, Huber PE. Focused ultrasound surgery. Basics, current status, and new trends. Radiologe. 2003;43(10):805-12.
153. Li CX, Wu PH, Fan WJ, Huang JH, Zhang FJ, Zhang L, et al. Clinical effect of transcatheter arterial chemoembolization combined with high intensity focused ultrasound ablation in treatment of large hepatocellular carcinoma. Zhonghua Yi Xue Za Zhi. 2009;89(11):754-7.
154. Luo W, Zhou X, Yu M, He G, Zheng X, LI Q, et al. Ablation of high-intensity focused ultrasound assisted with SonoVue on Rabbit VX2 liver tumors: sequential findings with histopathology, immunohistochemistry, and enzyme histochemistry. Ann Surg Oncol. 2009;16(8):2359-68.
155. Park MY, Jung SE, Cho SH, Piao XH, Hahn ST, Han JY, et al. Preliminary experience using high intensity focused ultrasound for treating liver metastasis from colon and stomach cancer. Int J Hyperthermia. 2009;25(3):180-8.
156. Hubert P, David M, Aputou N, Sabrina C, Yves CJ, Michel R. High-intensity focused ultrasound ablation for the treatment of colorectal liver metastases during an open procedure: study on the pig. Ann Surg. 2009;249(1):129-36.
157. LI Q, Du J, Yu M, He G, Luo W, Li H, et al. Transmission electron microscopy of VX2 liver tumors after high-intensity focused ultrasound ablation enhanced with SonoVue(R). Adv Ther. 2009;26(1):117-25.
158. Zhang L, Zhu H, Jin C, Zhou K, Li K, Su H, et al. High-intensity focused ultrasound (HIFU): effective and safe therapy for hepatocellular carcinoma adjacent to major hepatic veins. Eur Radiol. 2009;19(2):437-45.
159. Leslie TA, Kennedy JE, Illing RO, Ter Haar GR, Wu F, Phillips RR, et al. High-intensity focused ultrasound ablation of liver tumours: can radiological assessment predict the histological response? Br J Radiol. 2008;81(967):564-71.
160. Liu HL, Chang H, Chen WS, Shih TC, Hsiao JK, Lin WL. Feasibility of transrib focused ultrasound thermal ablation for liver tumors using a spherically curved 2D array: a numerical study. Med Phys. 2007;34(9):3436-48.
161. Wu F, Wang ZB, Chen WZ, Zou JZ, Bai J, Zhu H, et al. Advanced hepatocellular carcinoma: treatment with high-intensity focused ultrasound ablation combined with transcatheter arterial embolization. Radiology. 2005;235(2):659-67.
162. Berlac PA, Holm HH. Bladder tumor control by abdominal ultrasound and urine cytology. J Urol. 1992;147(6):1510-2.

163. Watkin NA, Morris SB, Riverns IH, Woodhouse CR, Ter Haar GR. A feasibility study for the non-invasive treatment of superficial bladder tumours with focused ultrasound. Br J Urol. 1996;78(5):715-21.
164. Chartier-Kastler E, Chopin D, Vallancien G. The effects of focused extracorporeal pyrotherapy on a human bladder tumor cell line (647 V). J Urol. 1993;149(3):643-7.
165. Vallancien G, Harouni M, Guillonneau B, Veillon B, Bougaran J. Ablation of superficial bladder tumors with focused extracorporeal pyrotherapy. Urology. 1996;47(2):204-7.
166. Leslie TA, Kennedy JE. High intensity focused ultrasound in the treatment of abdominal and gynaecological diseases. Int J Hyperthermia. 2007;23(2):173-82.
167. Häcker A, Dinter D, Michel MS, Alken P. High-intensity focused ultrasound as a treatment option in renal cell carcinoma. Expert Rev Anticancer Ther. 2005;5(6):1053-9.
168. Köhrmann KU, Michel MS, Gaa J, Marlinghaus E, Alken P. High intensity focused ultrasound as noninvasive therapy for multilocal renal cell carcinoma: case study and review of the literature. J Urol. 2002;167(6):2397-403.
169. Klatte T, Marberger M. High-intensity focused ultrasound for the treatment of renal masses: current status and future potential. Curr Opin Urol. 2009;19(2):188-91.
170. Wu F, Wang ZB, Chen WZ, Bai J, Zhu H, Qiao TY. Preliminary experience using high intensity focused ultrasound for the treatment of patients with advanced stage renal malignancy. J Urol. 2003;170(6 Pt 1):2237-40.
171. Wu F, Wang ZB, Zhu H, Chen WZ, Zou JZ, Bai J, et al. Feasibility of US-guided high-intensity focused ultrasound treatment in patients with advanced pancreatic cancer: initial experience. Radiology. 2005;236(3):1034-40.
172. Yiong LL, Hwang JH, Huang XB, Yao SS, He CJ, Ge XH, et al. Early clinical experience using high intensity focused ultrasound for palliation of inoperable pancreatic cancer. JOP. 2009;10(2):123-9.
173. Schmitz AC, Gianfelice D, Daniel BL, Mali WP, van den Bosch MA. Image-guided focused ultrasound ablation of breast cancer: current status, challenges, and future directions. Eur Radiol. 2008;18(7):1431-41.
174. Wu F, Wang ZB, Zhu H, Chen WZ, Zou JZ, Bai J, et al. Extracorporeal high intensity focused ultrasound treatment for patients with breast cancer. Breast Cancer Res Treat. 2005;92(1):51-60.
175. Wu F, Wang ZB, Cao YD, Zhu XQ, Zhu H, Chen WZ, et al. "Wide local ablation" of localized breast cancer using high intensity focused ultrasound. J Surg Oncol. 2007;96(2):130-6.
176. Clement GT, White J, Hynynen K. Investigation of a large-aera phased array for fokused ultrasound surgery through the skull. Phys Med Biol. 2000;45:1071-83.
177. Sun J, Hynynen K. The potential of transskull ultrasound therapy an surgery using the maximum available skull surface area. J Acoust Soc Am. 1999;105:2519-27.
178. Hynynen K, A. JF. Demonstration of potential non-invasive ultrasound brain therapy through an intact skull. Ultrasound Med Biol. 1998;24:275-83.
179. Fuehauf JH, Back W, Eiermann A, Lang MC, Pessel M, Marlinghaus E, et al. High-intensity focused ultrasound for the targeted destruction of uterine tissues: experiences from a pilot study using a mobile HIFU unit. Arch Gynecol Obstet. 2008.
180. Ren XL, Zhou XD, Zhang J, He GB, Han ZH, Zhen MJ, et al. Extracorporeal ablation of uterine fibroids with high-intensity focused ultrasound: imaging and histopathologic evaluation. J Ultrasound Med. 2007;26(2):201-12.
181. Zhou XD, Ren XL, Zhang J, He GB, Zhen MJ, Tian X, et al. Therapeutic response assessment of high intensity focused ultrasound therapy for uterine fibroid: utility of contrast-enhanced ultrasonography. Eur Radiol. 2007;62(2):289-94.

182. Moussatov AG, Baker AC, Duck FA. A possible approach to the treatment of polycystic ovarian syndrome using focused ultrasound. Ultrasonics. 1998;36(8):893-900.
183. ter Haar GR, Clarke RL, Vaughan MG, Hill CR. Trackless surgery using focused ultrasound: Technique and case report. Min Inv Ther. 1991;1(13-15).
184. Mason TJ. A sound investment. Chem Ind. 1998:878-82.
185. Chen H, Li X, Wan M, Wang S. High-speed observation of cavitation bubble cloud structures in the focal region of a 1.2 MHz high-intensity focused ultrasound transducer Ultrason Sonochem. 2007;14(3):291-7.
186. Coussion CC, Farny CH, Haar GR, Roy RA. Role of acoustic cavitation in the delivery and monitoring of cancer treatment by high-intensity focused ultrasound (HIFU). Int J Hyperthermia. 2007;23(2):105-20.
187. Hynynen K, Pomeroy O, Smith DN, Huber PE, McDonnold NJ, Kettenbach J. MR imaging-guided focused ultrasound surgery of fibroadenomas in the breast: A feasibility study. Radiology. 2001;219:176-85.
188. Schlosser J, Vallancien G. High-intensity focused ultrasound ablative sugery for bladder cancer. Atlas of the Urologic Clinics of North America. 1997;5(125-141).
189. Koehrmann KU, Michel MS, Steidler A, Marlinghaus E, Kraut O, Alken P. Technical characterization of an ultrasound source for non-invasive thermoablation by high-intensity focused ultrasound. Br J Urol (Int). 2002;90(248-252).
190. Dick EA, Taylor-Robinson SD, Thomas HC, Gedroyc WM. Ablative therapy for liver tumours. Gut. 2002;50(5):733-9.
191. Silverman SG, Tuncali K, Adams DF, vanSonnenberg E, Zou KH, Kacher DF, et al. MR imaging-guided percutaneous cryotherapy of liver tumors: initial experience. Radiology. 2000;217(3):657-64.
192. Gage AA, Baust J. Mechanisms of tissue injury in cryosurgery. Cryobiology. 1998;37:171-86.
193. Rubinsky B, Lee CY, Bastacky J, Onik G. The process of freezing and the mechanism of damage during hepatic cryosurgery. Cryobiology. 1990;27:85-97.
194. Joosten J, Jager G, Oyen W, Wobbes T, Ruers T. Cryosurgery and radiofrequency ablation for unresectabel colorectal liver metastases. The Journal of Cancer Surgery. 2005;31:1152-9.
195. Davalos RV, Otten DM, Mir LM, Rubinsky B. Electrical impedance tomography for imaging tissue electroporation. IEEE Trans Biomed Eng. 2004;51(5):761-7.
196. Miller L, Leor J, Rubinsky B. Cancer Cells Ablation with Irreversible Electroporation. Technology in Cancer Research & Treatment. 2005;4(6).
197. Edd JF, Horowith L, Davalos RV, Mir LM, Rubinsky B. In Vivo Results of a New Focal Tissue Ablation Technique: Irreversible Electroporation. IEEE Transaction on Biomedical Engineering. 2006;53(5):1409-15.
198. Rubinsky B. Irreversible Electroporation in Medicine. Technology in Cancer Research & Treatment. 2007;6(4):255-9.
199. Rubinsky B, Onik G, Mikus P. Irreversible Electroporation: A New Ablation Modality - Clinical Implications. Technology in Cancer Research & Treatment. 2007;6(1):1-12.
200. Maor E, Ivorra A, Leor J, Rubinsky B. The Effect of Irreversible Electroporation. Technology in Cancer Research & Treatment. 2007;6(4):1-6.
201. Davalos R, Rubinsky B. Temperature considerations during irreversible electroporation. International Journal of Heat and Mass Transfer 2008;51:5617-22.
202. Vernhes MC, Benichou A, Pernin P, Cabanes PA, Teissié J. Elimination of free-living amoebae in fresh water with pulsed electric fields. Water Res. 2002;36(14):3429-38.

203. Tieleman DP, Leontiadou H, Mark AE, Marrink SJ. Simulation of pore formation in lipid bilayers by mechanical stress and electric fields. J Am Chem Soc. 2003;125(21):6382-3.
204. Jaroszeski MJ, Gilbert R, NIcolau C, Heller R. In vivo gene delivery by electroporation. Adv Drug Deliv Rev. 1999;35(1):131-7.
205. Mir LM. Therapeutic perspectives of in vivo cell electropermeabilization. Bioelectrochemistry. 2001;53(1):1-10.
206. Mir LM, Orlowski S, Belehradek JJ, Paoletti C. Electrochemotherapy potentiation of antitumour effect of bleomycin by local electric pulses. Eur J Cancer. 1991;27(1):68-72.
207. Okino M, Mohri H. Effects of a high-voltage electrical impulse and an anticancer drug on in vivo growing tumors. Jpn J Cancer Res. 1987;78(12):1319-21.
208. Meister D. Thermometrie im MRT: Ex-vivo Messungen bei 0,2 und 1,5 Tesla. Frankfurt am Main: Johann Wolfgang Goethe-Universität; 2006.
209. Meister D, Hübner F, Mack MG, Vogl TJ. MR-Thermometrie bei 1,5 Tesla zur thermischen Ablation mittels laserinduzierter Thermotherapie. Fortschr Röntenstr. 2007;179:497-505.
210. Rademaker G. Nichtinvasives Temperaturmonitoring mit der Magnetresonanz-Tomographie bei medizinischen Thermotherapien mit fokussiertem Ultraschall oder Laser. Heidelberg: Ruprecht-Karls Universität; 2002.
211. Rieke V, Butts Pauly K. MR Thermometry. J Magn Reson Imaging. 2008;27:376-90.
212. Köchli VD, Marincek B. Wie funktioniert MRI. Berlin Heidelberg: Springer-Verlag; 1997.
213. MacFall J, Prescott DM, Fullar E, Samulski TV. Temperature dependence of canine brain tissue diffusion coefficient measured in vivo with magnetic resonance echo-planar imaging. Int J Hyperthermia. 1995;11(1):73-86.
214. Clegg ST, Das SK, Zhang Y, MacFall J, Fullar E, Samulski TV. Verification of a hyperthermia model method using MR thermometry. Int J Hyperthermia. 1995;11(3):409-24.
215. De Poorter J. Noninvasive MRI thermometry with the proton resonance frequency method: study of susceptibility effects. Magn Reson Imaging. 1995;34(3):359-67.
216. De Poorter J, De Wagter C, De Deene Y, Thomsen C, Stahlber F, Achten E. Noninvasive MRI thermometry with the proton resonance frequency (PRF) method: in vivo results in human muscle. Magn Reson Imaging. 1995;33(1):74-81.
217. Wonneberger U. PRF-Thermometrie. Berlin: unpublished work; 2009.
218. Somatex Medical Technologies GmbH. Power-Laser-Applikations-Set. Gebrauchsanweisung. Teltow: Somatex Medical Technologies GmbH; 2004.
219. Berufsgenossenschaft der Feinmechanik und Elektrotechnik B. Unfallverhütungsvorschrift Laserstrahlung. Köln: Berufsgenossenschaft der Feinmechanik und Elektrotechnik, BGFE; 1997.
220. HVBG HdgB. Durchführungsanweisungen zur BG-Vorschrift Laserstrahlung, BGV B2. Kölln: Carl Heymanns Verlag; Aktualisierte Nachdruckfassung April 2007.
221. Neoptix I. Fiber Optic Temperature Sensors T1 Fiber Optic Temperature Sensor. Québec, Canada.
222. Neoptix I. Fiber Optic Temperature Sensor Reflex Signal Conditioner. Québec, Canada.
223. Senneville BDd, Mougenot C, Quesson B, Dragonu I, Grenier N, Moonen CTW. MR thermometry for monitoring tumor ablation. Eur Radiol. 2007;17:2401-10.
224. Chopra S, Schmidt S, Philipp CM, Teichgräber U, Schumacher G. Leberdissektion mittels ND: YAG Laser im Rahmen der minimalinvasiven Leberchirurgie im offenen MRT. 89 Deutscher Röntgenkongress; 2008; Berlin; 2008.
225. Chopra S, Schmidt S, Wiltberger G, Pinkernelle J, Rump J, Papanikolaou I, et al. Establishing image guided laparoscopic liver resection in a 1.0 Tesla open MR. CARS; 2008; Barcelona; 2008.

226. Seebauer C, Wichlas F, Jung T, Rump J, Papanikolaou I, Schilling R, et al. Retrograde Anbohrung Osteochondraler Läsionen im offenen Hochfeld - MRT. 22Treffpunkt Medizintechnik; 2008; 2008.
227. Seebauer C, Wichlas F, Rump J, Ping, Papanikolaou I, Jung T, et al. MR-assisted Retrograde Drilling of Osteochondral Lesions of the Talus - A feasibility study. 6th Scientific Meeting \ Exhibition, ISMRM; 2008; Toronto, Canada; 2008.
228. Seebauer C, Wichlas F, Rump J, Pinkernelle J, Papanikolaou I, Chopra S, et al. MR-Navigierte retrograde Anbohrung der Osteochondrosis Dissecans des Talus - Machbarkeitsstudie. 89 Deutscher Röntgenkongress, 5; 2008; 2008.
229. Chopra S, Rump J, Schmidt S, Streitparth F, Seebauer C, Schumacher G, et al. Imaging sequences for intraoperative MR-guided laparoscopic liver resection in 1.0-T high field open MRI. Eur Radiol. 2009;in print.
230. Chopra S, Wiltberger G, Teichgräber U, Papanikolaou I, Schwabe M, Schmidt S, et al. Evaluation of laparoscopic liver resection with two different Nd:YAG lasers for future use in a high-field open MRI. Photomed Laser Surg. 2009;27(2):281-6.
231. Papanikolaou I, Van der Voort I, Rump J, Seebauer C, Wichlas F, Pinkernelle J, et al. MRI-gestützte perkutane Gallenwegsdrainage (PTCD): Erste Erfahrungen in einem speziell entworfenen Schweine-Modell. Gastroenterologie. 2008;46(9):426.
232. Papanikolaou I, Van der Voort I, Rump J, Seebauer C, Wichlas F, Schilling R, et al. Percutaneous Transhepatic Cholangio-Drainage under Real-Time MRI-Guidance (MRI-PTCD): Initial Experience with Animal Models. Gastrointest Endoscopy. 2009;in print.
233. Seebauer C, Bail HJ, Wichlas F, Jung T, Papanikolaou I, Van der Voort I, et al. Osteochondral Lesions of the Talus: Retrograde Drilling with High-Field-Strength MR Guidance. Radiology. 2009.
234. Seebauer C, Bail HJ, Wichlas F, Jung T, Papanikolaou I, Van der Voort I, et al. Technical Developments (under review) Retrograde Drilling of Osteochondral Lesions of the Talus under High Field MRI-guidance. Radiology. 2009;in print.
235. Streitparth F, Gebauer B, Melcher I, Schaser K, Philipp CM, Rump J, et al. MR-guided laser ablation of osteoid osteoma by using an open high-field system (1.0T). Cardiovasc Intervent Radiol 2008;32(2):320-5.
236. Teichgräber U, Pinkernelle J, Güttler F, Rump J. Offene Hochfeld-Magnetresonanztomographie: Entwicklung von innovativen Instrumenten und therapeutischen Methoden für die offene MRT. Berlin Medical; 2008. p. 4-8.
237. Wichlas F, Seebauer C, Schilling R, Rump J, Pinkernelle J, Streitparth F, et al. The development of bone cement for the interventional MRI. ISMRM; 2008; Toronto, Canada; 2008.
238. AG oMRT. Instrumentenentwicklung für die offene Hochfeld-MRT. Sept. 03, 2009 [cited 2009 August 22]; Available from: www.mikrotherapie-berlin.de
239. Filipponi F, Leoncini G, Campatelli A, Bagnolesi P, Perri G, Romangnoli P, et al. Segmental organization of the pig liver: anatomical basis of controlled partition for experimental grafting. Eur Surg Res. 1995;27(3):151-7.
240. Statistical methods for assessing agreement between two methods of clinical measurement Sept. 03, 2009 [cited 2009 Mai 15]; Available from: http://www-users.york.ac.uk/~mb55/meas/ba.htm
241. Bland-Altman-Diagramm. Sept. 03, 2009 [cited 2009 Mai 15]; Available from: http://de.wikipedia.org/wiki/Bland-Altman-Diagramm
242. Seldinger SI. Catheter replacement of the needle in percutaneous arteriography; a new technique. Acta radiol. 1953;39(5):368-76.

243. Vogl TJ, Mack MG, Hirsch HH, Müller PK, Weinhold N, Wust P, et al. In vitro evaluation of MR thermometry in the implementation of laser-induced thermotherapy. Rofo. 1997;167(6):638-44.
244. Vogl TJ, Mack MG, Roggan A, Straub R, Eichler K, Müller PK, et al. Internally cooled power laser for MR-guided interstitial laser-induced thermotherapy of liver lesions: initial clinical results. Radiology. 1998;209(2):381-5.
245. de Jode MG, Lamb GM, Thomas HC, Taylor-Robinson SD, Gedroyc WM. MRI guidance of infra-red laser liver tumour ablations, utilising an open MRI configuration system: technique and early progress. J Hepatol. 1999;31(2):347-53.
246. Puls R, Stroszczynski C, Gaffke G, Hosten N, Felix R, Speck U. Laser-induced thermotherapy (LITT) of liver metastases: MR-guided percutaneous insertion of an MRI-compatible irrigated microcatheter system using a closed high-field unit. J Magn Reson Imaging. 2003;17(6):663-70.
247. Germer CT, Roggan A, Ritz JP, Isbert C, Albrecht D, Müller G, et al. Optical Properties of Native and Coagulated Human Liver Tissue and Liver Metastases in the Near Infrared Range. Lasers Surg Med. 1998;23:194-203.
248. Ritz JP, Roggan A, Germer CT, Isbert C, Müller G, Buhr HJ. Continuous Changes in the Optical Properties of Liver Tissue During Laser-Induced Interstitial Thermotherapy. Lasers Surg Med. 2001;28:307-12.
249. Ritz JP, Roggan A, Isbert C, Müller G, Buhr HJ, Germer CT. Optical Properties of Native and Coagulated Porcine Liver Tissue Between 400 and 2400 nm. Lasers Surg Med. 2001;29:205-12.
250. Zangos S, Eichler K, Mack MG, Vogl TJ. Transarterial Chemoembolisation (TACE) and Combined Therapies. In: Vogl TJ, Helmberger TK, Mack MG, Reiser MF, editors. Percutaneous Tumor Ablation in Medical Radiology. Berlin, Heidelberg: Springer; 2008. p. 113-21.
251. Pech M, Werk M, Beck A, Stohlmann A, Ricke J. Systemkonstanz und Energieverteilung bei Laser-induzierter interstitieller Thermotherapie (LITT). Fortschr Röntenstr. 2002;174:754-60.
252. Roggan A. Dosimetry and computer-bases irradiation planning for laser-induced interstitial thermotherapie (LITT). In: Müller GJ, Roggan A, editors. Laser-induced interstitial thermotherapy. Washington: SPIE Press; 1995. p. 114-56.
253. Schwarzmaier HJ, Yaroslavsky IV, Yaroslavsky AN, Fiedler VU, Ullrich F, Kahn T. Treatment planning for MRI-guided laser-induced interstitial thermotherapy of brain tumors-the role of blood perfusion. J Magn Reson Imaging. 1998;8(1):121-7.
254. Germain D, Vahala E, Ehnholm GJ, Vaara T, Ylihautala M, Savart M, et al. MR temperature measurement in liver tissue at 0.23 T with a steady-state free precession sequence. Magn Reson Med. 2002;47(5):940-7.
255. Vogl TJ, Müller FP, Hammerstingl R, Weinhold N, Mack MG, Philipp C, et al. Malignant Liver Tumors Treated with MR Imaging-guided Laser-induced Thermotherapy: Technique and Prospective Results. Radiology. 1995;196:257-65.
256. Wacker FK, Reither K, Ritz J-P, Roggan A, Germer CT, Wolf K-J. MR-Guided Interstitial Laser-Induced Thermotherapy of Hepatic Metastasis Combined With Arterial Blood Flow Reduction: Technique and First Clinical Results in an Open MR System Journal of Magnetic Resonance Imaging. 2001;13:31-6.
257. Kettenbach J, Silverman SG, Hata N, Kuroda K, Saiviroonporn P, Zientara GP, et al. Monitoring and visualization techniques for MR-guided laser ablations in an open MR system. J Magn Reson Imaging. 1998;8(4):933-43.

258. Baert AL, Knauth M, Sartor K. Percutaneous Tumor Ablation in Medical Radiology: Springer Berlin Heidelberg New York; 2008.
259. Lau W, Leung T, Yu S, Ho S. Percutaneous Local Ablative Therapy for Hepatocellular Carcinoma. Annals of Surgery. 2003;237(2):171-9.
260. Poon R, Fan S, Tsang F, Wong J. Locoregional Therapies for Hepatocellular Carcinoma: A Critical Review From the Surgeon´s Perspective. Annals of Surgery. 2002;235(4):466-86.
261. Ernst S. Ergebnisse der Laserinduzierten Thermotherapie (LITT) in der Behandlung von Lebertumoren [Dissertation]. Berlin: Humboldt-Universität; 2003.
262. Bremer C, Kreft G, Roggan A, Filler T, Reimer P. Ex Vivo Evaluation of Novel Miniaturized Laser-Induced Interstitial Thermotherapy Applicators for Effective Small-Volume Tissue Ablation. Invest Radiology. 2001;6:237-334.
263. Vogl TJ, Mack MG, Balzer JO, Engelmann K, Straub R, Eichler K, et al. Liver Metastases: Neoadjuvant Downsizing with Transarterial Chemoembolization before Laser-Induced Thermotherapy. Radiology. 2003;229:457-64.
264. Pacella CM, Bizzarri G, Magnolfi F, Cecconi P, Caspani B, Anelli V. Laser thermal ablation in the treatment of small hepatocellular carcinoma: results in 74 patients. Radiology. 2001;221(3):117-20.
265. Knobloch G. OP-Plan für LITT-Patienten. Berlin: AG Instrumentenentwicklung für die offene MRT, Charité - Institut für Radiologie; 2009. p. 4.
266. Balmert D. Darlegung des Standes der Technik und Vergleich Perkutaner Thermoablationsverfahren: Laserinduzierte Thermotherapie und Radiofrequenzablation [Studienarbeit]. Gelsenkirchen: Fachhochschule Gelsenkirchen; 2008.
267. Mulier S, Mulier P, Ni Y, Miao Y, Dupas B, Marchal G. Complications of radiofrequency coagulation of liver tumours. Br J Surg. 2002;89(10):1206-22.
268. Wright AS, Sampson LA, Warner TF, Mahvi DM, Lee FTJ. Radiofrequency versus microwave ablation in a hepatic porcine model. Radiology. 2005;236(1):132-9.
269. Shiina S, Teratani T, Obi S, Hamamura K, Koike Y, Omata M. Nonsurgical treatment of hepatocellular carcinoma: from percutaneous ethanol injection therapy and percutaneous microwave coagulation therapy to radiofrequency ablation. Oncology. 2002;62:64-8.
270. Lencioni RA, Allgaier HP, Cioni D, Olschewski M, Deibert P, Crocetti L. Small hepatocellular carcinoma in cirrhosis: randomized comparison of radio-frequency thermal ablation versus percutaneous ethanol injection. Radiology. 2003;228:235-40.
271. Goldberg NS, Saldinger PF, Gazelle GS, Huertas JC, Stuart KE, Jacobs T, et al. Percutaneous tumor ablation: increased necrosis with combined radio-frequency ablation and intratumoral doxorubicin injection in a rat breast tumor model. Radiology. 2001;220(2):420-7.
272. Livraghi T, Goldberg SN, Lazzaroni S, Meloni F, Solbiati L, Gazelle GS. Small hepatocellular carcinoma: treatment with radio-frequency ablation versus ethanol injection. Radiology. 1999;210(3):655-61.
273. Livraghi T, Goldberg SN, Lazzaroni S, Meloni F, Ierace T, Solbiati L, et al. Hepatocellular carcinoma: radio-frequency ablation of medium and large lesions. Radiology. 2000;214(3):761-8.
274. Chen MS, Li JQ, Zhen Y, Guo RP, Liang HH, Zhang YQ, et al. A prospective randomized trial comparing percutaneous local ablative therapy and partial hepatectomy for small hepatocellular carcinoma. Ann Surg. 2006;243(3):321-8.
275. Dodd III GD, Soulen MC, Kane RA, Livraghi T, Lees WR, Y. Y. Minimally invasive treatment of malignant hepatic tumors: at the threshold of a major breakthrough. Radiographics. 2000;20(1):9-27.

276. Mulier S, Ni Y, Jamart J, Ruers T, Marchal G, Michel L. Local recurrence after hepatic radiofrequency coagulation: multivariate meta-analysis and review of contributing factors. Ann Surg. 2005;242(2):158-71.
277. Raman SS, Lu DS, Vodopich DJ, Sayre J, Lassman C. Creation of Radiofrequency Lesions in a Porcine Model: Correlation with Sonography, CT, and Histopathology. AJR. 2000;175:1253-8.
278. Shock SA, Meredith K, Warner TF, Sampson LA, Wright AS, Winter TCr, et al. Microwave ablation with loop antenna: in vivo porcine liver model. Radiology. 2004;231(1):143-9.
279. Simon CJ, Dupuy DE, Mayo-Smith WW. Microwave Ablation: Principles and Applications. RadioGraphics. 2005;25:69-83.
280. ter Haar GR, Sinnett D, Rives IH. High-intensity focused ultrasound - a surgical technique for the treatment of discrete liver tumours. Phys Med Biol. 1989;34(1743-1750).
281. Chen L, Ter Haar GR, Hill CR, Dworkin M, Carnochan P, Young H, et al. Effect of blood perfusion on the ablation of liver parenchyma with high-intensity focused ultrasound. Phys Med Biol. 1993;38(11):1661-73.
282. Hynynen K. The threshold for thermally significant cavitation in dogs'thigh muscle in vivo. Ultrasound Med Biol. 1991;17:157-69.
283. Hill CR, Rivens I, Vaughan MG, Ter Haar GR. Lesion development in focused ultrasound surgery: A general model. Ultrasound Med Biol. 1994;20:259-69.
284. Pearson AS, Izzo F, Fleming D, Ellis LM, Delrio P, Roh MS, et al. Intraoperative Radiofrequency Ablation or Cryoablation for Hepatic Malignancies. Am J Surg. 1999;178:592-9.
285. Mahvi DM, Lee FTJ. Radiofrequency ablation of hepatic malignancies: is heat better than cold? Ann Surg. 1999;230(1):9-11.
286. Onik G, Rubinsky B, Mikus P. Irreversible Electroporation: Implications for Prostate Ablation. Technology in Cancer Research & Treatment. 2007;6(4).
287. Davalos RV, Rubinsky B, Otten DM. A feasibility study for electrical impedance tomography as a means to monitor tissue electroporation for molecular medicine. IEEE Trans Biomed Eng. 2002;49:400-3.

9 Anhang

9.1 Abbildungs- und Tabellenverzeichnis

Abbildung 1	Allgemeiner Algorithmus zur Therapie von Lebermetastasen, aus: **Grundmann RT, Hermanek P, Merkel S.** Diagnostik und Therapie von Lebermetastasen kolorektaler Karzinome –Workflow. Zentralbl Chir. 2008;133:267–84.	4
Abbildung 2	**Knobloch G.** Thermische Effekte des Lasers in biologischen Geweben. In: selbst erstellte Abbildungen (2009)	8
Abbildung 3	Optische Eigenschaften nativer Schweineleber, aus: **Roggan A, Bindig U, Zgoda F.** Wirkungsmechanismen von Laserstrahlung im biologischen Gewebe. In: Berlin HP, Müller G, editors. Angewandte Lasermedizin - Lehr und Handbuch für Praxis und Klinik. Landsberg: Ecomed-Verlag; 1997	10
Abbildung 4	**Knobloch G.** Wasserstoffkern n mit Elektronenwolke –e in einem statischen Feld der Feldstärke B0. In: selbst erstellte Abbildungen (2009)	15
Abbildung 5	**Knobloch G.** Signalabfall in T1 gewichteten (T1w) Amplituden- (oben) und Phasenbildern (unten), farbkodierte Darstellung (rechts). In: selbst erstellte Abbildungen (2009)	16
Abbildung 6	**Knobloch G.** Lichtwellenleiter mit flexiblem diffusem Streukörper (Diffuser-Tip) . In: selbst erstellte Abbildungen (2009)	19
Abbildung 7	N/S6 Steckadapter (Dornier, Wessling, Deutschland) zur optischen Einkopplung des Lichtleiters an den Laser, aus: **Balmert D.** Miniaturisierung eines gespülten Kathetersystems zur Tumordestruktion mit experimenteller Erprobung. Diplomarbeit: Fachhochschule Gelsenkirchen, Fachbereich Physikalische Technik; 2008	20
Abbildung 8	**Knobloch G.** Zusammensetzung des Applikator-Sets (Somatex®). In: selbst erstellte Abbildungen (2009)	20
Abbildung 9	**Knobloch G.** Schematische Darstellung des miniaturisierten 6F Laserapplikators. In: selbst erstellte Abbildungen (2009)	21
Abbildung 10	**Knobloch G.** Fotografische Darstellung des miniaturisierten 6F Applikators. In: selbst erstellte Abbildungen (2009)	21

Anhang

Abbildung 11	**Knobloch G.** Leistungsmessgerät TT-Test, Hüttinger/Trumph Medizintechnik, München. In: selbst erstellte Abbildungen (2009)	22
Abbildung 12	**Knobloch G.** schematische Darstellung des Gerätesetups für die ex-vivo Testreihe. Grün: Laserfaser. Hellblau: Kühlmittelzufluss. Dunkelblau: Kühlmittelabfluss aus dem Kathetersystem. In: selbst erstellte Abbildungen (2009)	23
Abbildung 13	Offener 1,0 T MR-Tomograph, Philips Panorama® mit Lichtinstallation (Ambient Experience®). Rechts: Schematische Darstellung des Verlaufs der Magnetfeldlinien eines offenen MRT-Systems mit zwei horizontal angeordneten supraleitenden Elektromagneten, aus: **AG oMRT.** Instrumentenentwicklung für die offene Hochfeld-MRT. (238) www.mikrotherapie-berlin.de	25
Abbildung 14	**Knobloch G.** Komponenten des ex-vivo Versuchsaufbaus. In: selbst erstellte Abbildungen (2009)	27
Abbildung 15	**Knobloch G.** Schematische Darstellung des in-vivo Versuchsaufbaus mit zwei simultan verwendeten Lasern. In: selbst erstellte Abbildungen (2009)	31
Abbildung 16	Katheterplatzierung nach Seldinger, aus: **Balmert D.** Miniaturisierung eines gespülten Kathetersystems zur Tumordestruktion mit experimenteller Erprobung. Diplomarbeit: Fachhochschule Gelsenkirchen, Fachbereich Physikalische Technik; 2008. p. 88.	32
Abbildung 17	**Knobloch G.** Axiale (links) und radiale (rechts) Vermessung einer Koagulationsnekrose. In: selbst erstellte Abbildungen (2009)	35
Abbildung 18	**Knobloch G.** Entnahme einer Gewebeprobe für die Schnittpräparation aus dem Randbereich der Koagulationsnekrose, welche sowohl hyperthermisch geschädigtes als auch natives Gewebe enthält. In: selbst erstellte Abbildungen (2009)	35
Abbildung 19	**Knobloch G.** Gewebsnekrose mit Karbonisationszone (1), Koagulationszone (2), Transitionalzone (3). In: selbst erstellte Abbildungen (2009)	38
Abbildung 20	**Knobloch G.** Gegenüberstellung der mittleren Ablationsvolumina des 6F und 9F Kathetersystems (Angabe in cm³) bei Energien von 10,8 bis 28,8 kJ (n/Kathetersystem = 120)	40
Abbildung 21	**Knobloch G.** Volumina des 9F Kathetersystems (Angabe in cm³) in Abhängigkeit von applizierten Energie (Leistung von 30 Watt über 10 bis 20 Minuten)	41

Anhang

Abbildung 22	**Knobloch G.** Mittlere Ablationsvolumina des 6F (links) bzw. 9F (rechts) Kathetersystems mit Regressionsgerade	42
Abbildung 23	Bland-Altman Diagramm zur Darstellung der Differenzen zwischen zwei Techniken (6F und 9F Kathetersystem)	43
Abbildung 24	**Knobloch G.** Auswertung des Temperaturmapping Tools „RealTI": Abb. links: nach 2 Minuten und Abb. rechts: nach 20 Minuten Ablatonsdauer. In: selbst erstellte Abbildungen (2009)	46
Abbildung 25	**Knobloch G.** Aufgezeichnete Temperaturkurve der Thermosonde	47
Abbildung 26	**Knobloch G.** Koronare und axiale Darstellung des Nadelartefaktes in der Leber des Tieres mit fluoroskopischer Sequenz. In: selbst erstellte Abbildungen (2009)	48
Abbildung 27	**Knobloch G.** Online Punktion der Schweineleber unter MR-fluoroskopischer Sicht im oMRT. In: selbst erstellte Abbildungen (2009)	48
Abbildung 28	**Knobloch G.** Tier 1- Versuch 1 des in-vivo Temperaturmappings, coronare Darstellung des Tiersitus (farbkodierte Darstellung oben, T1w Amplitudenbilder unten): links: nach 2 Minuten, mitte: nach 10 Minuten. rechts: nach 20 Minuten Ablatonsdauer. In: selbst erstellte Abbildungen (2009)	50
Abbildung 29	**Knobloch G.** Tier 1- Versuch 2 des in-vivo Temperaturmappings, coronare Darstellung des Tiersitus: links: nach 2 Minuten, rechts: nach 20 Minuten Ablationsdauer. In: selbst erstellte Abbildungen (2009)	51
Abbildung 30	**Knobloch G.** Tier 2- Versuch 1 (links) und Versuch 2 (rechts) . In: selbst erstellte Abbildungen (2009)	52
Abbildung 31	**Knobloch G.** Nekroszonen mit peripherem Einblutungssaum nach in-vivo LITT bei 22 Watt und 20 Minuten mit dem 6F (links) und 9F (rechts) Kathetersystem. In: selbst erstellte Abbildungen (2009)	53
Abbildung 32	**Knobloch G.** Nekrosezone mit peripherem Einblutungssaum nach in-vivo LITT bei 28 Watt und 20 Minuten. In: selbst erstellte Abbildungen (2009)	54
Abbildung 33	**Knobloch G, Noske A.** links: normales Lebergewebe des Schweins in HE-Färbung, rechts: hyperthermisch geschädigtes Lebergewebe mit teilweise aufgelösten Zellgrenzen und intrazellulärer Vakuolenbildung (200-fache Vergrößerung unter dem Lichtmikroskops). In: Knobloch G, Noske A. 2009, selbst erstellte Abbildungen)	55

Anhang

Abbildung 34	**Knobloch G.** HE-Färbung der Hepatozyten in unmittelbarer Applikatornähe (400-fache Vergrößerung unter dem Lichtmikroskop). In: Knobloch G, Noske A. selbst erstellte Abbildungen (2009)	56
Abbildung 35	**Knobloch G.** NTB-Färbung (Lichtmikroskopie; 200x Vergrößerung) In: Knobloch G, Noske A. selbst erstellte Abbildungen (2009)	56
Abbildung 36	**Knobloch G.** Durch das Übereinanderlegen zweier Objektträger mit je einem gefärbten (blaue Begrenzungslinie) und einem ungefärbten Schnittpräparat desselben Gewebeblocks (weiße Linie) wird deutlich, dass sich die rote Transitionalzone des ungefärbten Präparates innerhalb der thermisch zerstörten farblosen Zone des NTB-gefärbten Schnittes befindet. In: selbst erstellte Abbildungen (2009)	57
Tabelle 1	Messmethoden und Messparameter zur MR-Thermometrie	14
Tabelle 2	Verwendete Materialien	17
Tabelle 3	Technische Daten des flexiblen Diffuser-Tip-Applikators der Firma Somatex®	19
Tabelle 4	Messeinstellungen für das 6F und 9F Kathetersystem bei Leistungen von 18 bis 30 Watt (in Schritten von 2 Watt) und Ablationsdauern von 10 bis 20 Minuten (in Schritten von 2 Minuten). Pro Einstellung erfolgten 5 Messwiederholungen. N = 210 pro Kathetersystem	28
Tabelle 5	Messschema für die in-vivo Testung des 6F Kathetersystems bei 22 und 24 Watt über 20 Minuten im Vergleich zum 9F System (Tier 1: Versuch 1 + 2) sowie bei 26 und 28 Watt über 20 Minuten (Tier 2: Versuch 1 + 2). Verwendung einer atemgetriggerten 10 ms TE und einer 15 ms TE Gradientenechosequenz (GRE)	33
Tabelle 6	Auflistung der mittleren ex-vivo Nekrosegrößen des 6F und 9F Kathetersystems bei Energien von 26,4 und 28,8 kJ mit Angabe der mittleren axialen und radialen Durchmesser sowie der errechneten mittleren Nekrosevolumina in cm³	40
Tabelle 7	Leistungsdichten im Bereich der aktiven Zone des 6F und 9F Kathetersystems bei applizierten Leistungen von 22, 24 und 30 Watt (blau markiert: max. Leistungsgrenze)	63
Tabelle 8	Energiedichten im Bereich der aktiven Zone des 6F und 9F Kathetersystems nach 20 minütigerApplikation von 22, 24, und 30 Watt (blau markiert: max. Leistungsgrenze)	63

9.2 Abkürzungsverzeichnis

°C	Grad Celsius
µg	Mikrogramm
µm	Mikrometer
B_0	Äußeres statisches Hauptmagnetfeld
BPH	Benigne Prostatahyperplasie
BTFE	Balanced Turbo Field Echo
CaP	Prostatakarzinom
CEA-Spiegel	Carcinoembryonales Antigen
cm	Zentimeter
cm^3	Kubikzentimeter
CRC	Kolorektales Karzinom
CT	Computer-Tomograph(ie)
ECT	Elektrochemotherapie
EVLT	Endovenöse Lasertherapie
F	French (1 French = 0,33 mm), Kathetermaßeinheit
FA	Flip angle = Pulswinkel
FEM	Forschungseinrichtungen für experimentelle Medizin
FOV	Field of view = Größe des gewählten Bildausschnittes
FUS	Focused ultrasound surgery
G	Gauge = Größeneinheit für Punktionsnadeln
GHz	Gigaherz
Gl	Gleichung
GRE	Gradientenecho
h	Stunde
HAI	Arteria hepatica Infusion
HCC	Hepatozelluläres Karzinom
HE	Hämatoxylin-Eosin
HIFU	High-intensive focused ultrasound
Hz	Herz, Einheit der Frequenz
IDL	Interactive Data Language
IMF	Imagerie Moléculaire et Fonctionnelle, Université Bordeaux, FR
IRE	Irreversible Elektroporation
K	Kelvin
kg	Kilogramm
kHz	Kiloherz
kJ	Kilojoule
LASER	Light Amplification by Stimulated Emission of Radiation
LITT	Laserinduzierte interstitielle Thermotherapie
MHz	Megaherz
min	Minute

ml	*Milliliter*
mm	*Millimeter*
MR	*Magnet resonance*
MRT	*Magnetresonanztomographie, Magnetresonanztomograph*
ms	*Millisekunde*
MWA	*Mikrowellenablation*
NA	*Numerische Apertur*
NADH-Dehydrogenase	*Nicotinamid-AdeninDinucleotid-Hydroeen : Koenzym Q Oxidoreduktase = Komplex 1 der mitochondrialen Atmungskette*
Nd:YAG	*Neodym-dotierte Yttrium Aluminium Granat*
ng	*Nanogramm*
nm	*Nanometer*
NSA	*Number of signal averages (Anzahl gemittelter Pixel pro Voxel)*
NTB	*(P-)Nitrotetrazoliumblau*
oMRT	*Offener Magnetresonanztomograph*
p	*Irrtumswahrscheinlichkeit*
PEI	*Perkutane Ethanol Injektion*
PRF	*Protonenresonanzfrequenz*
PTFE	*Polytetrafluorethylen*
Psi	*Druckeinheit (1 bar = 14,5 psi)*
r	*Korrelationskoeffizient*
R0	*Entfernung des Tumors im Gesunden, ohne histopathologischen Tumornachweis im Resektionsrand*
R^2	*Regressionskoeffizient*
RF	*Radiofrequenz*
RFA	*Radiofrequenzablation*
s	*Sekunde*
SIRT	*Selektiven internen Radiotherapie*
Syn.	*Synonym*
T	*Tesla*
T1	*Spin-Gitter Relaxationszeit*
TACE	*transarterielle Chemoembolisation*
TE	*Time to echo, Echozeit*
TR	*Time to repeat, Repetitionszeit*
TT-Test	*Laser-Leistungsmessgerät*
US	*Ultraschall*
W	*Watt*

9.3 Glossar

Ablation	*Das Abtragen oder Veröden unerwünschten Gewebes*
Absorption	*Das In-sich-Aufnehmen von Stoffen, Teilchen oder Wellen*
Adsorption	*Das Anreichern von Stoffen an der Grenzfläche zwischen zwei Phasen*
Akquisition (Bild~)	*Das Anschaffen/Aufnehmen von Bildern*
Aktivierungsenergie	*Energie, die erforderlich ist, um ein Teilchen (Molekül, Atom, Elektron, usw.) aus einem bestimmten Energieniveau (getrennte Energie) in ein höheres Energieniveau zu überführen*
Amplitudenbilder	*Bilder der Magnetresonanztomographie, welche aus der Änderung der longitudinalen Relaxationszeit berechnet werden*
Applikation	*Anwendung von Heilmitteln oder Heilverfahren*
Applikator	*Hilfsmittel zum Einbringen von Sonden in den Körper*
Artefakt	*Hier: ein Fehler in computergenerierten Bildern*
Atemgetriggert	*Bildaufnahme in der Plateauphase eines Atemzuges*
Axialer Durchmesser	*Entlang der Achse des Applikators*
Besetzungsinversion	*Zustand eines Systems, in dem mehr Teilchen einen energetisch höheren Zustand E2 besetzen als den energetisch niedrigeren Zustand E1*
Biliär	*Von den Gallengängen ausgehend*
Bilirubin	*Ein gelbes Abbauprodukt des roten Farbstoffes Hämoglobin*
Brachytherapie	*Form der Strahlentherapie, bei der eine Strahlquelle innerhalb oder in unmittelbarer Nähe des zu bestrahlenden Gebietes im Körper des Patienten platziert wird*
Brechungsindex	*Kennzeichnet die Richtungsänderung und das Reflexionsverhalten von Wellen auf eine Grenzfläche zweier Medien*
Cholangitis	*Entzündung der Gallengänge*
Cladding	*Die niedrigbrechende Zone um den Faserkern eines Lichtwellenleiters (Laserfaser)*
Cluster-Elektroden	*In Gruppen zusammengefasste Radiofrequenzelektroden*
Coating	*Dünner Kunststoffmantel um den Laserfaserkern*
Denaturierung	*Das Ausfallen von Eiweißen*
Destruktion	*Zerstörung*
Diabetes mellitus	*Zuckerkrankheit*
Diffuser Tip	*Laserapplikator mit zerstreuter Lichtabgabe*
Diffusionskonstante	*Dient zur Berechnung des thermisch bedingten Transports eines Stoffes aufgrund der zufälligen Bewegung der Teilchen*
Dislokation	*Verschiebung, Deplatzierung*
Distal	*von der Körpermitte weg gerichtet*
Dynamic scan time	*Dynamische Bildaufnahmezeit*

Anhang

Echoarm	Aus der Ultraschalltechnik: wenig signalgebend
Echogen	Aus der Ultraschalltechnik: stark signalgebend
Echtzeit	Das unmittelbare, unverzögerte zeitliche Verhalten eines Vorganges
Elektron	Negativ geladenes Elementarteilchen
Embolisation	Hier: Künstlicher Verschluss von Blutgefäßen
Emission	Ausdehnung von Energie oder Materie in Form von Wellen oder Teilchen
Energieniveau	Diskrete Energie/Energiezustand in einem System
Eosinophil	Den roten, sauren Farbstoff Eosin liebend (siehe HE-Färbung)
Eosinophile Degeneration	Zelluntergang mit Rotfärbung
Evaluation/Evaluierung	Überprüfung, Untersuchung
Exposition	Das Ausgesetztsein des Körpers gegenüber eines Stoffes
Extrahepatisch	Außerhalb der Leber
Ex-vivo	Außerhalb des Lebendigen
Fibrinkleber	Physiologischer Zweikomponentenkleber zur Wundversorgung
Fluoroskopie	Schnelle echtzeitnahe Bildgebung
Follow-up	Nachuntersuchung
Gelantinekleber	physiologischer Kleber zur Wundversorgung
Gewebechromophoren	Farbträger im Gewebe, in dem anregbare Elektronen verfügbar sind, Hämoglobin, Bilirubin, Melanin etc.
Hämatom	Bluterguss
Hämorrhagisch	Blutend, blutig
Hämoglobin	Roter Farbstoff der roten Blutkörperchen
HE-Färbung	Med. Standardfärbung (siehe Punkt 3.2.7)
Heat-sink Effekt	Kühleffekt aufgrund der Vaskularisation des Zielgewebes (Wärmekonvektion)
Hepatozyten	Leberzellen
Hilus	Ein- und Austrittsstelle von Blutgefäßen und Nerven eines Organs
Histomorphologie	Gestalt und Form eines Gewebes
Hochfeld	Hier: MR-Systeme mit Magnetfeldstärken ≥ 1 Tesla
Homogen	Gleichförmig
Hot spot	Herstellungsbedingter Peak im Leistungsspektrum der aktiven Zone des Lichtwellenleiters
Hyperintens	Aus MR-Technik: signalgebend
Hyperplasie	Übermäßige Zellbildung
Hyperthermie	Hier: Erhöhung der Körpertemperatur über die physiologische Grenze hinaus
Hypointens	Aus MR-Technik: signalschwach

Anhang

Iatrogen	Durch den Arzt verursacht
Infektion	Ansteckung mit Mikroorganismen
Intervention	Hier: jede aktive Form einer med. Behandlung
Intradiskal	In der Bandscheibe
Intraoperativ	Während einer Operation
In-vivo	Im lebenden Organismus
Irreversibel	Unumkehrbar
Karbonisation	Verkohlung
Karyo(r)rhexis	körnig-bröckliger Zerfall des Chromatins innerhalb der Kernmembran als degenerativer Vorgang
Kavitation	Hohlsog- bzw. Hohlraumbildung
Klaustrophobie	Angst vor dem Aufenthalt in geschlossenen oder engen Räumen
Koagulation	Übergang von flüssigem in einen gelförmigen Zustand / Eiweisgerinnung
Koagulationsnekrose	Form einer Nekrose; Gewebezerstörung durch Eiweißgerinnung, zum Beispiel durch Hitzeeinwirkung
Kohärenz	alle Wellenzüge sind exakt in Raum und Zeit in Phase zueinander
Kollimation	Parallelrichtung von Lichtstrahlen
Kompression	Zusammendrücken
Konduktivität / Konduktion	Wärmeleitung, Wärmeleitfähigkeit
Kontraindikation	Hier: nicht angezeigt sein einer medizinischen Behandlung
Konvektion	Wärmeabfluss
Koronar	Frontalebene
Kumuliert	Angehäuft, aufaddiert
Kurativ	Auf Heilung ausgerichtet
Lamorfrequenz	Kernresonanzfrequenz
Laparaskopie	Bauchspiegelung
Laparatomie	Eröffnung der Bauchhöhle
Leistungsdichte	bezeichnet die Energie die pro Fläche eingestrahlt wird [W/cm2]
Letalität	Sterblichkeit
Lipiddoppelschicht	Biomembran
Lipofuszin	Stark lipidhaltiges Pigment, meist in Zellen von Herz, Leber und Nebennierenrinde
Lokoregionär	Lokal und regional wirkend
Longitudinale Magnetisierung	Ausrichtung der Elementarteilchen (Protonen, Elektronen, Neutronen) in Richtung des äußeren Magnetfeldes
Luer-Lock Anschluss	genormtes Verbindungssystem im medizinischen Bereich, die

	Dichtung wird über einen Konus erreicht, der Innenkegel wird hierbei als weiblich, der Außenkegel als männlich bezeichnet
Magnetisierungs-transfer	Kontrastveränderungen, die durch Austausch von Magnetisierung zwischen gebundenen und freien Spins zustande kommen
Mammakarzinom	Brustkrebs
Matrix	zweidimensionale Anordnung von Bildern in Reihen und Spalten
Metachron	Zu verschiedenen Zeiten auftretend
Metastase	Absiedlung eines bösartigen Tumors
Mikrodiskektomie, transforaminale	Mikroskopische Bandscheibenentfernung durch das Foramen intervertebrale
Mikrotomkryostat	Maschine zum Anfertigen histologischer Gefrierschnitte
Monitoring	Überwachung durch ein bildgebendes Verfahren
Monochromasie	Eigenschaft einer Strahlung, nur einen sehr engen Wellenlängenbereich, Energiebereich zu enthalten
Morbidität	Krankheitshäufigkeit
Mortalität	Sterbehäufigkeit
Myoglobin	Ein im Skelett- und Herzmuskel vorkommendes Protein, welches dem Sauerstofftransport innerhalb der Zellen dient
Nativ	Angeboren, natürlich
Nekrose	Absterben biologischer Gewebe
NTB-Färbung	P-Nitrotetrazoliumblau Vitalitätsfärbung (siehe Punkt 3.2.7)
Nukleoplastie	Minimal-invasives Verfahren zur Behandlung von Bandscheibenvorfällen und bandscheibenbedingter Rückenschmerzen
Nukleus	Hier: Zellkern
Numerische Apertur	Maximalen Winkel, unter dem das vom Laser emittierte Licht auf einen Lichtwellenleiter treffen darf
Oszillierend	Schwingend
Oven-effect	Ofen-Effekt: Wärmestau in abgekapselten Tumoren
Palliativ	Auf Linderung ausgerichtet
Perfundiert / Perfusion	Durchblutet / Durchblutung
Perivasal	An ein Blutgefäß angrenzend
Perkutan	Durch die Haut hindurch
Permeabilität	Durchlässigkeit
Phasenbilder	Bilder der Magnetresonanztomographi, welche anhand der Phasendifferenz der Protonen berechnet werden
Photon	„Elementarteilchen des Lichtes"
Porcin	Vom Schwein stammend
Präzisionsfrequenz	Umlauffrequenz der Protonenspins
Primärtumor	Ursprüngliche Geschwulst, von der aus eine Metastasierung ausgeht

Pringle-Manöver	Okklusion des Ligamentum hepatoduodenale zur Verminderung des hepatischen Kühleffektes
Proton	Elektrisch positiv geladenes Kernteilchen
Protoplasma	Innere Substanz aller lebender Zellen, inklusive Zellkern
Proximal	Zum Körper hin gelegen/verlaufend
Pull-back Technik	Zurückziehen des Applikators mit dem Ziel der Volumenvergrößerung bzw. Vermeidung der Tumorzellverschleppung entlang des Punktionskanals
Pyknotisch	(Karyopyknose)= Zeichen der Zelldegeneration: Schrumpfung des Zellkerns unter Verdichtung und Zusammensintern des Chromatins zu einer homogenen, stark färbbaren Masse
R0-Situation/Resektion	Entfernung des Tumors im Gesunden, ohne histopathologischen Tumornachweis im Resektionsrand
Reflexion	Das vollständige od. teilweise Zurückwerfen von Wellen an einer Oberfläche
Relaxationszeit	Zurückkippen der Spins in Richtung des äußeren Magnetfeldes unter Energieabgabe (T1-/Longitudinale Relaxation) bzw. Dephasierung der Spins durch Energieaustausch untereinander und Magnetfeldinhomogenitäten, ohne Energieabgabe (T2-/transversale Relaxation)
Resektabel	Chirurgisch entfernbar
Resektion	Chirurgische Entfernung
Rezidiv	Das Wiederautreten eines Tumors
Rhodopsin	Eines der Sehpigmente
Sekundärtumor	Abgesiedelte Geschwulst eines Primärtumors
Spin	Rotation der Elementarteilchen (Protonen, Neutronen, Elektronen) um sich selbst
Spin-Gitter-Relaxationszeit	T1-Relaxation (sh. Relaxationszeit)
Spin-Spin-Relaxationszeit	T2- Relaxation (sh. Relaxationszeit)
Superposition	Überlagerung von zwei oder mehr Eigenzuständen eines Objektes (hier: elektrische Felder)
Supraleitend	Fähigkeit von Stoffen, Metallen od. Metallverbindungen ab einer bestimmten Sprungtemperatur in einen Zustand überzugehen, in dem sie keinen elektrisch messbaren Widerstand mehr besitzen
Suszeptibilität	„Übernahmefähigkeit" von Magnetisierung in einem externen magnetischen Feld
Tesla	Einheit der magnetischen Flussdichte
Thermoablation	Verfahren zur wärmeinduzierten Zerstörung biologischer Gewebe
Thermometrie	Temperaturmessung

Thrombin-Kollagen	*Physiologischer Zweikomponentenkleber zur Wundversorgung*
Transitionalzone	*Übergangszone zwischen hyperthermsich geschädigtem und lebendem Gewebe*
Transrektal	*Zugang über das Rektum*
Transversal	*Horizontal, senkrecht zur Längsachse*
Transversale Magnetisierung	*Die in-Phase Ausrichtung (Phasenkohärenz) der Spins*
Twin-Schlauch	*Schlauchsystem aus zwei parallel nebeneinander angeordneten Schläuchen*
Ulbricht-Kugel	*Gerät zur diffusen Streuung und Leistungsmessung verschiedener Lichtquellen*
Vaporisation	*In den gasförmigen Zustand übergehen*
Volumenstrom	*Das pro Zeiteinheit t durch eine Ebene hindurchtretende Volumen*
Voxel	*(Dreidimensionales-)Volumen Pixel*
Xantophyll	*Zur Gruppe der Carotinoide zählende Farbstoffe*
Zielgewebe	*Zu zerstörendes (Tumor-) Gewebe*
Zytochrompigmente	*Farbige Proteine, die als prosthetische Gruppe das Häm enthalten*
Zytoplasma	*Die Zelle ausfüllender Inhalt*

Danksagung

Zum Schluss möchte ich meinen Dank an all diejenigen richten, die zum erfolgreichen Abschluss dieser Arbeit beigetragen haben. Zunächst danke ich deswegen der Technologiestiftung Berlin, durch deren finanzielle Förderung dieses Projekt sowie die Herstellung der Miniaturkatheter ermöglicht wurden. In diesem Zusammenhang danke ich der Firma Somatex, insbesondere Herrn Dipl. Ing. Dirk Balmert, für die sehr gute und freundliche Zusammenarbeit.

Des Weiteren danke ich meinem Doktorvater, Herrn PD Dr. med. Ulf Teichgräber, sowohl für die Betreuung und Durchsicht meiner Arbeit als auch für sein stets offenes Ohr bei allen kleineren und größeren Problemen.

Herrn Dr. med. Carsten Philipp möchte ich ganz besonders danken für die engagierte Auseinandersetzung mit meiner Arbeit. Ich habe viele Ihrer überaus hilfreichen und konstruktiven Ratschläge dankend beherzigt.

Zwei für mich besondere Menschen der Arbeitsgruppe möchte ich hier erwähnen, da sie mir nicht nur stets in fachlichen Belangen zur Seite gestanden haben sondern auch neben der Arbeit zu guten und lieben Freunden geworden sind. Thula, Uta, nicht nur im Büro war es mir stets eine Freude mit euch! Ich möchte außerdem der gesamten restlichen Arbeitsgruppe oMRT für die Unterstützung danken, insbesondere Dr. Jens Rump für die Hilfe am MRT, Dr. med. Florian Streitparth, Dr. med. Aurelia Noske für die Hilfe bei der Anfertigung der histologischen Schnitte, unseren liebenswerten MTA´s sowie der gesamten tiermedizinischen Einrichtung des Virchow Klinikums und der besonderen Hilfe von Frau Dr. Juliane Unger.

Nicht zuletzt möchte ich mich von ganzem Herzen bei meiner Familie und meinem lieben Freund Bert für die große und liebevolle Unterstützung während all der Jahre bedanken. Ihr ward immer für mich da - Ihr seid die Besten!

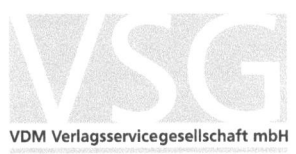

Die VDM Verlagsservicegesellschaft sucht für wissenschaftliche Verlage abgeschlossene und herausragende

Dissertationen, Habilitationen, Diplomarbeiten, Master Theses, Magisterarbeiten usw.

für die kostenlose Publikation als Fachbuch.

Sie verfügen über eine Arbeit, die hohen inhaltlichen und formalen Ansprüchen genügt, und haben Interesse an einer honorarvergüteten Publikation?

Dann senden Sie bitte erste Informationen über sich und Ihre Arbeit per Email an *info@vdm-vsg.de*.

Sie erhalten kurzfristig unser Feedback!

VDM Verlagsservicegesellschaft mbH
Dudweiler Landstr. 99   Telefon +49 681 3720 174
D - 66123 Saarbrücken   Fax   +49 681 3720 1749
www.vdm-vsg.de

Die VDM Verlagsservicegesellschaft mbH vertritt

 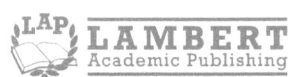 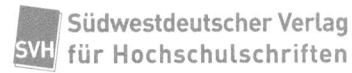

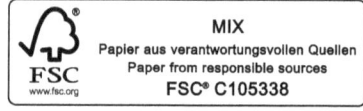

Printed by Books on Demand GmbH, Norderstedt / Germany